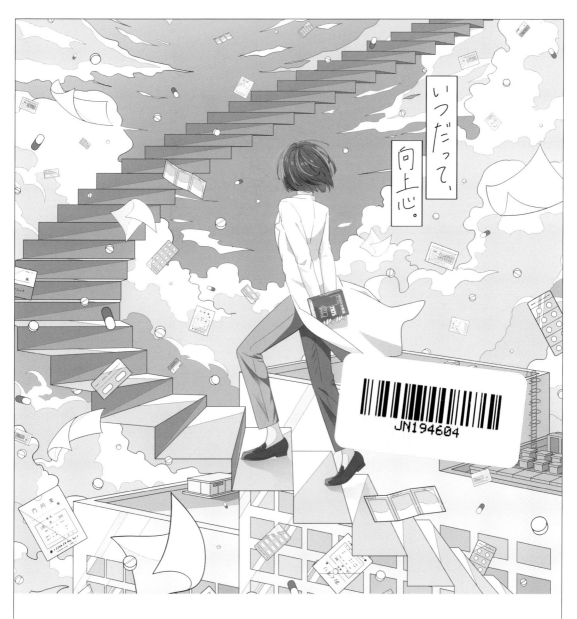

いつだって、向上心。

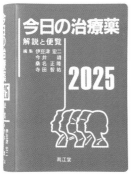

今日の治療薬2025
解説と便覧　2025年1月発売

南江堂 NANKODO Since1879

編集：伊豆津 宏二／今井 靖／桑名 正隆／寺田 智祐

定価 5,280円（本体4,800円＋税10%）　1,440頁 B6判　ISBN978-4-524-21789-2

抽選で300名様に

Web読者アンケートに答えて
今日の治療薬オリジナル
『電子メモ4.5inch』プレゼント

※キャンペーンは2025年6月30日までとなります。
※画像はイメージです。

詳しくは今日の治療薬ポータルで

Q 今日の治療薬　検索

www.chiryoyaku.com/book/

〒113-8410　東京都文京区本郷3丁目42番6号　営業 TEL.03-3811-7239　FAX.03-3811-7230

「推奨・エビデンスレベル」を加えさらに充実した、
信頼と実績の治療年鑑 第67巻

2025年1月上旬発行

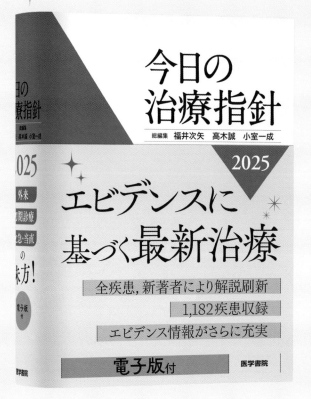
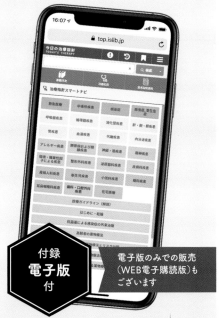

- 主な治療の「推奨・エビデンスレベル」を新たに追加。
- 付録電子版のエビデンス情報もさらに充実。
- 「服薬指導・薬剤情報」や各種付録など便利な情報も満載。

治療薬マニュアル2025との併用で2冊の電子版が連携し、診療データベースとして利用できます。

今日の治療指針 2025年版

総編集 福井次矢・高木　誠・小室一成

- ポケット判（B6）　予定頁2272　2025年　定価17,600円（本体16,000円+税10%）
  [ISBN978-4-260-05718-9]
- デスク判（B5）　予定頁2272　2025年　定価24,200円（本体22,000円+税10%）
  [ISBN978-4-260-05717-2]

※付録電子版・WEB電子購読版が2025年版のコンテンツに更新されるのは2025年3月末の予定です。

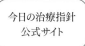

今日の治療指針
公式サイト

医学書院　〒113-8719　東京都文京区本郷1-28-23　[WEBサイト]https://www.igaku-shoin.co.jp
[販売・PR部]TEL:03-3817-5650　FAX:03-3815-7804　E-mail:sd@igaku-shoin.co.jp

巻頭言

　私は現在，救急科での研修を終えた後，整形外科医として働く日々を過ごしています。外科系当直を担当してみて，その守備範囲の広さと，診療の難しさを改めて実感しました。中でも，"歩いてやってくる"患者さんは，重症には見えない場合が多く油断しがちですが，実は見逃してはいけないレッドフラッグが潜んでいることも少なくありません。また，病歴としては外因性を疑っていても，時には重篤な内因性疾患を抱えていることもありますし，時には専門外のコツのいる処置が必要になることもあります。外科系当直では，マイナー科の知識を要するマイナーエマージェンシーに対応する能力も要求されるのです。自分が外科系医師の立場に身を置くことで，外科系医師が潜在的に抱えている当直に対する不安を身にしみて痛感しました。

　幅広い外科系疾患やマイナーエマージェンシーについて網羅的に学べる類書は数多くあります。ですが，これらの分野の書籍は，各診療科の先生方が分担で執筆されているパターンが多く，非専門科の視点から乖離してしまっているものも少なくないと感じました。そこで，本書では，これまで救急医として幅広い領域を経験し，現在は外科系医師として外科系当直に従事する私だからこそ気づいた，「非専門科ならではの悩みや疑問点」を終始一貫した視点で，"単著"としてまとめ上げました。

　本書は「歩いて来院する患者さんの中で，レッドフラッグを示す疾患を見逃さず，外科系当直で慌てないための思考回路」という，外科系当直で一番悩まされるポイントに重点を置いて解説しています。さらに，肘内障や鼻出血など，比較的安全に実施できる処置についても触れることで，「ここまでは自分で対応し，ここからは専門科へ相談」という裁量の境界をイメージしやすくしています。

　もちろん本書のテーマは，まだまだ未熟な私一人では扱いきれない部分が多いことは重々承知しています。ですが，未熟であるからこそ初学者が悩むポイントに寄り添えると信じ，本書を形にするに至りました。そして私の拙い知識や文章を補うために，各診療科の専門医の先生方の力を多大にお借りしています。

　加えて，イラストをともにつくり上げて下さった角野ふち様，さらに監修を引き受けて下さった私の兄貴である髙場章宏先生に心より感謝申し上げます。

　初学者の方が「いざ」というときに迷わないための一冊として，少しでも外科系当直に対する不安を解消する一助になれば幸いです。

2025年1月
凍てつく青空の下，平和大通りの静けさに包まれ，新年の訪れを感じながら──
　　　　　　　　　広島大学救急集中治療医学所属 県立広島病院 整形外科
　　　　　　　　　　　　　　　　　　　　　　　　　　　　三谷雄己

もう困らない外科系当直
jmedmook 96
2025年2月

第1章 はじめに

1. はじめに — 2
2. 本書における外科系当直のセッティング — 10

第2章 各診療科をすぐに呼ぶべきレッドフラッグを示す疾患

脳神経外科	1. 重症頭部外傷 — 14
耳鼻咽喉科	2. 鼻出血（後方出血）— 20
耳鼻咽喉科	3. 鼻腔異物（ボタン電池・鋭利な異物）— 23
耳鼻咽喉科	4. killer sore throat — 27
眼科	5. 急性緑内障発作 — 35
眼科	6. 網膜中心動脈閉塞症 — 40
眼科	7. 開放性眼外傷 — 45
眼科	8. 眼窩底骨折（外眼筋の絞扼を伴う）— 50
眼科	9. アルカリ眼症 — 54
整形外科	10. 上腕骨顆上骨折 — 60
整形外科	11. 脱臼骨折（Galeazzi 骨折）— 66
整形外科	12. 脱臼骨折（肩関節脱臼）— 71
整形外科	13. コンパートメント症候群 — 75
整形外科	14. 開放骨折 — 81
整形外科	15. 切断指 — 84
整形外科	16. 動物咬傷（化膿性腱鞘炎）— 88
皮膚科	17. 壊死性軟部組織感染症 — 94

皮膚科	**18.** 重症熱傷	99
泌尿器科	**19.** 精巣捻転	105
泌尿器科	**20.** 急性尿閉（膀胱タンポナーデ）	110
泌尿器科	**21.** 持続勃起症	114
泌尿器科	**22.** 泌尿器外傷	119
歯科	**23.** 歯の外傷（完全脱臼）	123

第3章　外科系当直に紛れ込んでくる内科的疾患

	1. 急性動脈閉塞症	132
	2. 閉鎖孔ヘルニア	136
	3. 一過性意識消失	139

第4章　ここまでならできる！ マスターしたい非専門科もできる処置

眼科	**1.** 眼表面麻酔・眼瞼の反転・開瞼器の使い方	148
耳鼻咽喉科	**2.** 鼻出血（前方）の止血	151
耳鼻咽喉科	**3.** 鼻腔異物の摘出	154
整形外科	**4.** 肘内障の整復	158
整形外科	**5.** シーネ固定	161
整形外科	**6.** 肩関節脱臼整復	166
皮膚科	**7.** 熱傷の処置	171
泌尿器科	**8.** 間欠的導尿・尿道カテーテル留置	174
	補足：破傷風の予防	178

索引 ……… 180

イラスト／角野ふち

実臨床で役立つ内容はそのままに、内容をアップデートしました！

電子版付き **新装改訂版**

もう困らない 救急・当直

当直をスイスイ乗り切る必殺虎の巻！

編著 **林 寬之**
福井大学医学部附属病院救急科総合診療部教授

好評発売中

jmedmookシリーズで圧倒的人気を誇る
Dr.林の「もう困らない救急・当直」が遂に書籍化!

■「鑑別診断のキモ」「決め手となる思考回路はこれだ!」など、実臨床で大いに役立つ内容はそのまま、皆さんの期待に沿えるよう最新の知識を加えています。

■豊富な図表・イラストと優しく楽しく語りかける文体で、症候ごとの系統立ったアプローチがスッキリ頭に入ります。救急・当直の診療の流れを構築するための導入として、また知識の整理整頓にお役立てください。

■執筆陣が数十年かけて磨きあげてきた勘所を余すことなく掲載。本書を何度も読むことで、それらをぜひ我が物にしましょう!

B5判・316頁・カラー　定価3,960円（本体3,600円＋税）　ISBN 978-4-7849-1308-4　2023年3月刊

1	時間外救急の心得十箇条	18	無尿・乏尿
2	発熱	19	悪心・嘔吐
3	頭痛	20	下痢・脱水
4	胸痛	21	創傷処置
5	急性腹症	22	四肢外傷
6	関節痛	23	夜間の不定愁訴
7	めまい	24	咽頭痛
8	ショック	25	鼻出血
9	失神	26	耳・鼻の異物
10	痙攣	27	急性副鼻腔炎・急性中耳炎
11	麻痺	28	眼科救急（目が真っ赤）
12	しびれ	29	小児救急のポイント
13	咳・痰	30	精巣救急
14	喀血	31	精神科救急
15	呼吸困難	32	救急の処方
16	動悸	33	ERでのcrisis communication
17	吐血・下血		

Dr.林のキュウキュウ役立ちコラム

- その① 救急で診る腰痛の極意
- その② コミュニケーション力、共感力で患者満足度アップ！
- その③ 時間外で心が折れそうになったら……
- その④ 笑顔で診察するために──あなたの診療は「患者さんの期待」に沿ってますか？
- その⑤ 知って得する目の超音波
- その⑥ 痛みは第6のバイタルサイン ─ 8／10点以上の痛みは要注意！

日本医事新報社
〒101-8718　東京都千代田区神田駿河台2-9

ご注文は
TEL：03-3292-1555
FAX：03-3292-1560
URL：https://www.jmedj.co.jp/

書籍の詳しい情報は小社ホームページをご覧ください。
医事新報 検索

第1章

はじめに

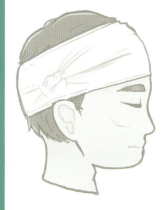
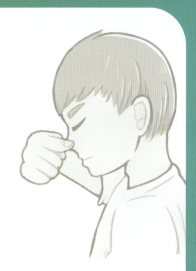
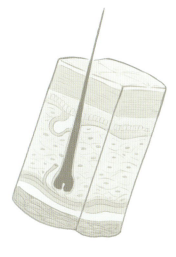
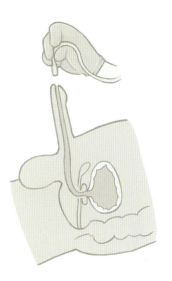
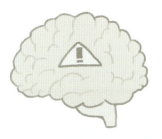
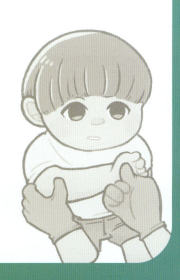
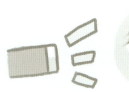
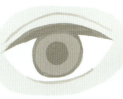

第1章

1 はじめに

1. 外科系専攻医は本当に忙しい！

▶ 慣れない外来や，術後管理を含む病棟管理，手術の予習と復習，さらに各診療科の夜間待機まで……外科系専攻医には，臨床研修を修了して専門科に進んだ直後から，多岐にわたる業務が課されます。毎日クタクタになるまで働いた後，それぞれの専門科のことについて勉強しなければならない日々が続く中で，降りかかってくるのが外科系当直です。

▶ 地方中核病院や総合病院など，ある程度の規模を持つ病院において，当直業務は欠かせない業務のひとつであり，外科系当直は外科系の医師にとって避けては通れません。

▶ しかし，前述の通り忙しい外科系専攻医は，当直での救急外来診療についてじっくりと学ぶ時間が十分に確保できません。そのため，各々が初期研修のときに学んだ知識や経験をベースに対応することになるわけです。

▶ ここで問題なのが，初期研修のときに対応した救急患者の知識というのは，多くの場合内科系に偏りがちであるということです。もちろん施設にもよりますが，外科系の救急患者の診療というのは，外科系の若手医師やそれぞれのマイナー外科の医師によって初期対応することが多い傾向にあります。実際には，研修医が関与せずに救急外来から離れていくケースもめずらしくありません。

▶ このように，これまで外科系当直について学ぶ機会が少なかった，苦手意識のある忙しい外科系専攻医は，どのように外科系当直と向き合っていけばよいのでしょうか？

> ・外科系専攻医は忙しく，当直業務について改めて学ぶ時間や機会をつくりにくい
> ・研修医時代に救急外来で学ぶ知識や経験は，内科的疾患に偏りがちである

2. まずはここから！ 外科系当直の到達目標

▶ 筆者は過去に救急医としての勤務経験を経て，現在は整形外科の専攻医として勤務しています。救急科の視点から救急外来診療を経験し，外科系当直の実態に日々直面している中で，外科系専攻医が救急外来診療に対する苦手意識を克服し，ストレスなく当直に臨むための勉強法や具体的な到達目標が見えてきました。私見や極論も含みますが，まずは外科系専攻医がめざすべき外科系当直の到達目標を提案します。

【必ず達成したい目標】
①各診療科をすぐに呼ぶべき，レッドフラッグを示す疾患を見逃さない
②各診療科をすぐに呼ぶべき，外科系当直に紛れ込んでくる内科的疾患を見逃さない
【できれば達成したい目標】
③ここまでは自分で処置できるという裁量を増やしていく

(1) レッドフラッグを示す疾患を見逃さない

各診療科をすぐに呼ぶべきレッドフラッグを示す疾患

脳神経外科
重症頭部外傷

耳鼻咽喉科
鼻出血（後方出血）
鼻腔異物（ボタン電池・鋭利な異物）
killer sore throat

眼科
急性緑内障発作
網膜中心動脈閉塞症
開放性眼外傷
眼窩底骨折（外眼筋の絞扼を伴う）
アルカリ眼症

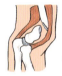

整形外科
上腕骨顆上骨折
脱臼骨折（Galeazzi骨折）
コンパートメント症候群
開放骨折
切断指
脱臼骨折（肩関節脱臼）
動物咬傷（化膿性腱鞘炎）

皮膚科
壊死性軟部組織感染症
重症熱傷

泌尿器科
精巣捻転
急性尿閉（膀胱タンポナーデ）
持続勃起症
泌尿器外傷

歯科
歯の外傷（完全脱臼）

- ▶「レッドフラッグ」とは，一般的には非常に危険なことを意味する言葉です．たとえば，山の中で分岐点や迷うような場所にある「危険を知らせる印」としての赤テープや注意喚起の看板などもレッドフラッグと呼ばれます．
- ▶救急診療の文脈で登場する「レッドフラッグ」とは，文献によって多少の差はありますが，見逃してはいけない疾患を示唆する徴候や症状を意味します．これらのレッドフラッグを示す疾患は，早期に専門科によって治療介入をしなければ患者の生命や機能予後を脅かす可能性があるため，迅速な対応が必要です．
- ▶レッドフラッグを示す疾患とは，壊死性筋膜炎やコンパートメント症候群のように治療を遅らせると患者の生命予後や機能予後が低下する，「治療のゴールデンタイム」が存在する疾患を指します．また，網膜中心動脈閉塞症のように，治療したとしても機能的予後が不良な疾患も含まれます．外科系当直において最も大切なのは，レッドフラッグを示す疾患を早期に疑い，迅速に専門科にコンサルトする能力です．
- ▶早期に疑うために，それぞれの疾患の好発年齢や既往歴，典型的な病歴，主訴をキーワードとして把握しましょう．これはレッドフラッグを示す疾患かもしれない……と想起できるようなキーワードに軸足を置きつつ，病歴聴取や検査，身体所見によってそれらを見抜くための知識やスキルを身につけるのが第一段階です．
- ▶裏を返せば，外科系当直中のすべての症例で必ずしも確定診断をつける必要はありませんし，具体的な治療を熟知する必要もありません．遅れることなく認知して専門科にコンサルトし，到着を待つまでに何をしておけばよいかは専門科に指示を仰げばよいのです．緊急で専門科の介入が必要な疾患以外は，極論を言えば翌日早めに専門科を受診してもらうよう，病状説明ができれば十分です．

- レッドフラッグとは，見逃してはいけない疾患を示唆する徴候や症状のこと
- 各診療科に即座にコンサルトすべき，レッドフラッグを示す疾患を見逃さないことが重要
- それぞれの疾患に特徴的なキーワードや，見抜き方を学ぶ必要がある

---

(2) 外科系当直に紛れ込んでくる緊急性の高い内科的疾患を見逃さない

外科系当直に紛れ込んでくる内科的疾患

急性動脈閉塞症
閉鎖孔ヘルニア
一過性意識消失

▶一見外因性に思える主訴に隠れた，外科系当直に紛れ込んでくる内科的疾患の可能性を見逃さないことも重要です．まずは病歴聴取によって受傷機転を詳しく確認し，内因性の原因がないかを各種検査によって評価します．そして，主訴を訴える部位の局所の症状に，内因性の原因が隠れていないかを網羅的に検討しましょう．

▶たとえば，受傷機転が転倒の場合は，心原性失神のような重篤な内因性疾患による意識消失の可能性を検討し，転倒の原因検索をすることが必要です．また，下肢痛のような局所的な症状については，筋肉，血管，神経，骨といった解剖学的にイメージしうる構造物が原因である可能性を網羅的に鑑別し，動脈閉塞などの疾患を見逃さない思考回路が大切となります．

- 外因性に思える主訴に隠れた，外科系当直に紛れ込んでくる内科的疾患を見逃さない！
- 病歴聴取や検査で，受傷機転に緊急性の高い内因性の原因がないかを評価する
- 主訴を訴える部位の局所の症状に，内因性の原因が隠れていないかを解剖学的にイメージしうる構造物で網羅的に鑑別する

（3）ここまでは自分で処置できるという裁量を増やしていく

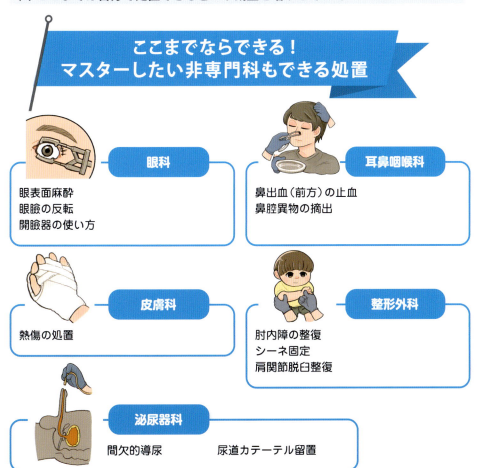

ここまでならできる！
マスターしたい非専門科もできる処置

眼科
眼表面麻酔
眼瞼の反転
開瞼器の使い方

耳鼻咽喉科
鼻出血（前方）の止血
鼻腔異物の摘出

皮膚科
熱傷の処置

整形外科
肘内障の整復
シーネ固定
肩関節脱臼整復

泌尿器科
間欠的導尿　　尿道カテーテル留置

▶さらなるレベルアップをめざすのであれば，肘内障や鼻出血の対応といった，知識やコツを身につければ非専門科でも比較的安全に実施できる手技を学びましょう．これにより，ここまでは自信を持って対応できるという範囲が拡がるため，外科系当直をする上での安心感が高まり，自信につながります．

▶ただし処置や治療がうまくいかない場合，専門科に相談せずに固執し続けることは致命的な合併症を招くリスクもあります．無理をせずに専門科に助けを求める判断力や勇気も必要です．深追いは厳禁ですね．ここまでは自分でできるけれど，これ以上の追加手技が必要になる場合は，専門科に相談したり，手を変えてもらったりするといった裁量を持てるようになりましょう．

> ・知識やコツを身につければ非専門科でも比較的安全に実施できる処置を学ぶ
> ・非専門分野における処置や治療が困難な場合は撤退し，専門科に助けを求める判断力や勇気も必要

3. 本書の目的と使い方〜外科系当直の思考回路

▶本書は，忙しい外科系専攻医の先生たちが上記の3つの目標を最も効率的に学べるよう，そのエッセンスを凝縮した1冊となっています．外科系当直に自信が持てないことで，日々の当直業務で抱えてしまうストレスを解消することがこの本の目的です．

▶外科系当直の中でも，特にレッドフラッグを示す疾患の見逃しが発生しやすい，「歩いてやってくる」症例にフォーカスして学習していきます．ウォークインで来院する患者はバイタルサインなども安定している傾向にあり，一見落ち着いて見えます．そのため，簡単な処置や検査だけですぐに帰れそうな気もしますよね．しかし，それこそが見逃しの大きな原因となるのです．

▶本書では以下の流れに沿って，レッドフラッグを示す疾患を見逃さないための思考回路を徹底的に学んでいきます．

> 【歩いてくるレッドフラッグ症例を見逃さないための思考回路】
> ① primary survey
>   ↓
> ② レッドフラッグを示す疾患を確認
>   ↓
> ③ 外科系当直に紛れ込んでくる内科的疾患を確認
>   ↓
> ④ 遭遇頻度が高く，比較的安全に実施できる処置を実施
>   ↓

⑤意思決定〜入院 or 帰宅の判断・どのタイミングで専門科に対診してもらうか

(1) primary survey

▶ primary surveyとは，生命維持に関わる生理学的な異常の早期認知に主眼を置いた診察方法のことです[1]。どんな症例であっても，まずはprimary surveyに沿って評価するのが救急診療の鉄則です。

▶ ウォークインで来院しているのだから，まずバイタルサインは大丈夫だろうと高を括って重症の患者を見逃してしまった……という失敗談は後を絶ちません。異常の見逃しや認知の遅れを避けるためにも，primary surveyの，A：気道（Airway）・B：呼吸（Breathing）・C：循環（Circulation）・D：意識〔Dysfunction of CNS（central nervous system）〕・E：体温・環境調整（Exposure and Environmental control）の順番に，五感をフルに活用した身体診察から評価を始めましょう。

▶ 具体的には，第一印象の評価で用いる評価項目（表1）[1]や，バイタルサインを必ず測定し，異常がないかを身体診察で評価します。

表1 第一印象の評価

	評価項目
General appearance（全身状態）	・顔色・表情 ・外観
Airway（気道）	・発声 ・気道狭窄音
Breathing（呼吸）	・明らかな呼吸数の異常 ・努力呼吸
Circulation（循環）	・皮膚の冷感・湿潤 ・脈拍触知
Dysfunction of CNS （central nervous system）（意識）	・自発開眼 ・指示動作
Exposure and Environmental control （体温・環境調整）	・明らかな体温異常 ・着衣の濡れ・汚染

（文献1より改変）

(2) レッドフラッグを示す疾患を確認

▶ primary surveyの後は，病歴や主訴を参考にレッドフラッグを示す疾患を想起し，身体診察や検査で除外しましょう。ここで言う身体診察や検査とは，あくまで緊急性の高い疾患の可能性を評価するためのものです。繰り返しになりますが，必ずしも確定診断をつける必要はありません。レッドフラッグを示す疾患を遅れることなく認知し，速やかに専門科にコンサルトできれば問題ないのです。

(3) 外科系当直に紛れ込んでくる内科的疾患を確認

▶ そして，隠れた内因性疾患を見逃さないことが重要です。受傷機序を詳しく調べ，内因性の原因がないかを確認すること，下肢痛や腰痛など局所の症状の原因を解剖学的にイメージして，内因性の原因が隠れていないか確認しましょう。

(4) 遭遇頻度が高く，比較的安全に実施できる処置を実施

▶ 一晩待てない疾患を除外した後は，主訴ごとに想起されるコモンな疾患から順番に対応していくことになります。これらについてすべてを網羅すると，本書では扱いきれなくなるので割愛しますが，遭遇頻度が高く，比較的安全に実施できる処置については，学習することでの費用対効果も高く，積極的に身につけるのがお勧めです。本書でもいくつか掲載しておりますので，ぜひ習得して下さい。

(5) 意思決定

▶ "disposition"という言葉を聞いたことがありますか？ この言葉は，救急外来における診療後の方針を決定する際に用いられる用語で，「処分」や「配置」といった意味を持ちます。具体的には，患者を入院させるか，救急外来の経過観察ベッドで数時間経過観察するか，あるいは帰宅させるかという判断を指します。dispositionの決め方は，診断が確定している場合と確定していない場合の大きく2つにわかれます。

① 診断が確定している場合

▶ 病気に対する知識がある程度あれば，dispositionに悩むことはそれほどないと思います。専門外で自信がなく，少しでも入院が必要な可能性があると思えば，専門科にコンサルトし判断を仰ぎましょう。時には，専門科が外来フォローアップで十分と判断することもありますが，バイタルサインの異常や疾患による生活への影響に懸念が残る場合は，その旨を専門科に伝え，一日経過観察入院をするなど，ともに最善の対応策を模索します。

② 診断が確定していない場合

▶ 診断が確定している場合と比べて難しい症例も多く，これこそが外科系当直で多くの方が悩むポイントだと思います。SAEM（Society for Academic Emergency Medicine）という米国の救急学会のウェブサイトに，dispositionの判断項目についての表がまとまっており，参考になるでしょう（表2）[2]。

表2 dispositionの判断項目

- 致命的な疾患が除外されている，もしくは鑑別として考慮されている
- バイタルサイン（特に意識，血圧，呼吸数，SpO_2）に異常がない
- 症状が改善傾向にある
- 何かあった場合に患者が医療機関へ容易にアクセスできる
- 家族もしくは訪問介護などの社会的な支援を受けることができる
- 帰宅で経過をみることへの本人・家族の同意が得られている

（文献2より改変）

▶迷った際には，先ほども記載しましたが，目の前にいる患者が「自宅や入所している施設に帰っても大丈夫だろうか？」と帰宅後の生活を想像してみて下さい．何か懸念点があれば，帰してはいけません．
▶診断が確定していない場合に最も回避したいことは，隠れたレッドフラッグに気づかずに，帰宅させてしまうことです．診断が確定していない場合に帰宅させる際には，必ず本人やその家族に，重篤な疾患の可能性は否定できず，帰宅後に注意すべき症状や，疑わしい場合には速やかに病院を受診するよう指導することが不可欠です．

4. 診療の型を身につけて，疾患の見逃しを防ごう！

▶たくさんやってくるウォークインの患者に，いちいちこんなに時間をかけながら診察なんてできない……と思った方もいるでしょう．ですが，これらの思考回路は一晩待てない緊急性の高い疾患を見逃さないために必須です．手間や忙しさを理由にこれらの思考をスキップしてしまうと，いつか必ず見逃しにつながります．
▶本書を通読して型を身につけ，実践がスムーズになっていけば，診療時間の短縮にもつながると思います．本書は何度も繰り返しこの思考回路が登場する構成となっているので，読み終わる頃には診療の型として身につくはずです．一度この思考回路を身につけてしまえば，一生ものの知識になります．数時間通読するだけで，一生役立つ知識が身につくのです．今後何十年も臨床医として活躍するために，ぜひ外科系当直で知っておくべき思考回路を学び，今後の臨床に役立てて下さいね．

◀文献▶
1) 三谷雄己：Primary survey. みんなの救命救急科. 志馬伸朗, 監. 中外医学社, 2022.
2) Clerkship Directors in Emergency Medicine (CDEM)：Disposition of the Emergency Department Patient.
https://www.saem.org/about-saem/academies-interest-groups-affiliates2/cdem/for-students/online-education/m3-curriculum/disposition/disposition-of-the-emergency-department-patient?_fsi=1eMgP2vd

第1章

2 本書における外科系当直のセッティング

▶ ここからは，いよいよ外科系当直中にウォークインで来院される患者の診察をしていきます。その前に，この書籍においてあなたが働いている病院のセッティングについて，整理しておきましょう（図1）。

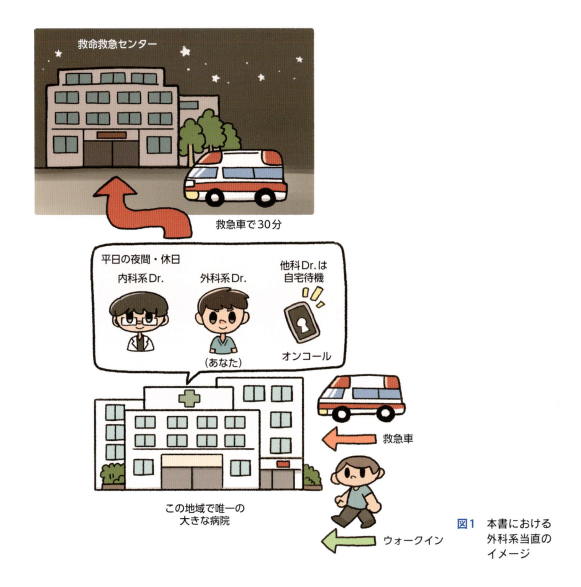

図1 本書における外科系当直のイメージ

▶ あなたが勤務している施設は，いわゆる地方の中核病院であり，主に一次救急から二次救急までを担っています。その地域唯一の大きな施設であり，ウォークインから救急車まで幅広く診療にあたります。主に三次救急の役割を担う最寄りの救命救急センタ

ーは，救急車で30分かかる場所に存在しています。
- 平日の夜間や土日の当直は，内科系の医師1人と外科系の医師1人の2名体制で診療を行っています。内科系の内因性の疾患が疑われる病歴や症状の患者は，内科系のドクターが対応してくれます。外科系当直を担当するあなたは，外因性の疾患が疑われる患者の救急診療に対応することになります。
- 救急外来には血液ガス分析やエコー，心電図など，一般的な市中病院の救急外来で実施できる設備が備わっています。検査に関しては当直業務にあたるスタッフがいるため，基本的には採血やX線，CTなどは夜間や休日でも実施可能です。MRIを実施する場合は自宅待機のスタッフを追加で呼び出し，対応してもらう必要があります。
- 当直帯の各診療科の医師は待機制度をとっており，病院に常駐しているわけではありません。夕方であれば院内にいて，PHSで相談することもできますが，基本的には電話相談となり，緊急での対診の必要があれば，自宅からの呼び出しとなります。

第2章

各診療科をすぐに呼ぶべきレッドフラッグを示す疾患

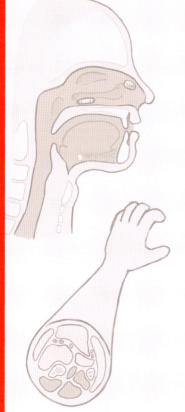
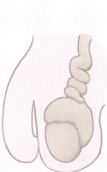
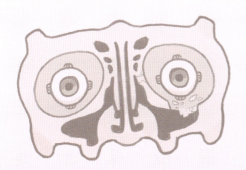
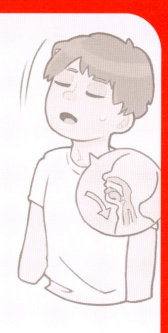
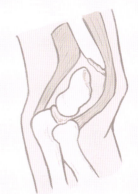
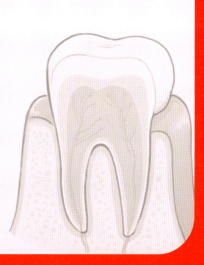

第2章

1 重症頭部外傷

脳神経外科

Learning Point

- 軽症頭部外傷のCT撮影基準は，カナダ頭部CTルールを参考に決定！
- 抗血栓薬を内服している患者に注意！ 内服歴がはっきりしなくても積極的に病歴を聴取して，内服している可能性を探れ！
- 帰宅させる場合は，周囲の人の経過観察が重要！ 付き添いの方にもしっかりと注意事項を説明！

症例

▶ 他の緊急手術症例の準備をしていた忙しい土曜日の夜，当院の循環器内科かかりつけの80代男性が転倒して頭を打ったため，家族に連れられて来院した．夜中にトイレに行こうとしていたところ，つまずいて転倒したという．

評価と対応

▶ 来院時は意識が清明で，右側頭部に打撲痕を認めた．明らかな神経学的異常はなさそうだった．付き添った家族はCTを希望したが，特に神経症状がないため検査の必要はないと判断した．診察のみで経過観察として帰宅とし，翌朝脳外科を受診するよう指導した．

経過

▶ 翌朝，家族が布団の上で意識を失って倒れている患者を発見し，救急搬送された．来院時のGlasgow Coma Scale（GCS）E1V2M4であり，瞳孔不同が認められた．頭部CTでmidline shiftを伴う右急性硬膜外血腫を認め（**図1**）[1]，緊急手術が行われた．改めて病歴聴取をしてみると，心房細動のため当院循環器内科から直接経口抗凝固薬（direct oral anticoagulants；DOAC）を処方されていた．

診断は急性硬膜外血腫だった……！

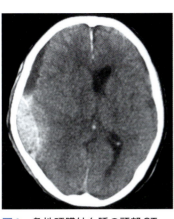
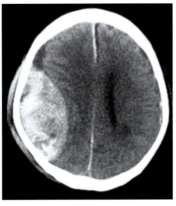

図1 急性硬膜外血腫の頭部CT （文献1より転載）

1. 見逃してはならない，頭部外傷とは

▶頭部外傷は救急外来で診察する外傷のうち，最も頻度の高い外傷部位のひとつです。ある観察研究によると，救急外来で診察する外傷のうち25.85％は頭部外傷であったと報告されています[2]。

▶コモンな外傷であるがゆえに，時に軽視されがちですが，ウォークインで来院する外傷患者のうち，死亡率が最も高いのもまた，頭部外傷なのです。日本全国で救急外来を受診した成人外傷患者を対象にした研究では，9753名のウォークイン患者のうち130名（1.3％）が死亡し，そのうち72名（55.4％）が頭蓋骨や頭蓋底の骨折を伴う頭部外傷を合併していたとされています[3]。軽症が多くを占める頭部外傷ですが，重症化しうる軽傷を見逃してはならないのです。

・頭部外傷はコモンな外傷だが，重症の見逃しは命に関わる

2. 一晩待てない，頭部外傷を見抜くポイント

▶頭部外傷の重症度では，GCSが14～15は軽症，9～13は中等症，3～8は重症と分類されます。「見逃してはならない頭部外傷」とは，脳外科にすぐに対応してもらうべき頭部外傷や，頭部CT上で異常所見があり，厳重な経過観察が必要な頭部外傷を指します。

▶これらを見逃さないためには頭部CTが重要ですが，すべての軽症の頭部外傷に対して頭部CTが必須ではありません。もしそうであるならば，CTが撮れる環境でなければ頭部外傷が診察できないことになります。

▶まずは，頭部外傷患者の頭部CTの適用について考えてみましょう。頭部外傷に対して頭部CTを撮影すべきかどうかについては，様々なガイドラインや文献が報告されてい

ますが，その中でも有名なのがカナダ頭部CTルールです[4]。

▶脳外科的な介入が必要な可能性を高めるhigh risk群として，5つの項目が挙げられています（表1）。また，CTで異常を認める可能性のある項目（6，7）はmiddle risk群に分類されています。high risk群に1項目も該当しなかった場合は，感度100％，特異度68.7％と報告されました。middle riskも含めてすべての項目が当てはまらなかった場合は，感度98.4％，特異度49.6％と非常に高感度であるため，頭部CTは必ずしも必要ないという評価になります。

表1　カナダ頭部CTルール

適応：24時間以内に受診し，GCS13～15で，意識消失・健忘・見当識障害のいずれかを伴う軽症頭部外傷患者
※上記症状を伴わない無症候性頭部外傷，16歳未満，妊婦，抗血栓薬内服患者などは除外

すべてに該当しなければ頭部CTは不要なことを示唆

high risk群　※外科的介入を要する可能性がある

1. 受傷後2時間の時点でGCS＜15
2. 65歳以上
3. 2回以上の嘔吐
4. 頭蓋骨開放または陥没骨折が疑われる
5. 頭蓋底骨折を疑う所見がある
   鼓室内出血，パンダ眼，バトル徴候，髄液耳・鼻漏，神経学的異常

middle risk群　※CTで異常を認める可能性がある

6. 受傷30分以上前の記憶を喪失している
7. 危険な受傷機転

▶一方で，このCTルールに関しては対象患者が16歳未満の場合や，抗凝固薬の使用中あるいは凝固異常がある人，明らかな頭蓋骨開放骨折，痙攣，妊婦などが除外されている点に注意が必要です。また，ここで除外できている重篤な頭部外傷とは，有害な転帰（死亡，挿管，長期入院，外科的処置など）をたどらなかったものを指します。有害な転帰をたどらなかった頭蓋骨骨折や頭蓋内出血など，すべての異常を除外できるわけではない，という点にも注意しましょう。

【学びを深める～高齢者の頭部外傷には，全例頭部CTが必要？】

　このルールを適応する上で悩ましいのは，high risk群に該当する1つの因子「65歳以上」です。このルールが適応となる患者のうち，80％以上が65歳以上に該当すると言われています[5]。日本の頭部外傷患者の3人に1人は後期高齢者であるため[6]，この項目だけに該当する患者に今後数多く出会うことになるでしょう。はたして高齢者の頭部外傷には，全例頭部CTが必要なのでしょうか？

　高齢者では組織の脆弱性が強く，軽微な外傷でも出血しやすい傾向にあります。また，認知機能の低下から正確な病歴が聴取できないことも少なくありません。出

血リスクが非高齢者と比べると格段に高くなるため，高齢者でのCT撮影は必須という考え方もあります[7]。

筆者自身はどうしているかというと，すべての高齢者の軽症頭部外傷に対してCTを撮ることは，不必要な放射線被曝を与える点や，医療資源の有効利用の点からも避けたいと考えています。一方で，本当は必要であった頭部CTを撮影せずに頭蓋内出血を指摘されるのが遅れて，不幸な転帰をたどるのも最大限回避したいですよね。このシチュエーションにおいて具体的なガイドラインはありませんが，各種ガイドラインや文献を参考にした上で，表2の条件をすべて満たす場合は必ずしも全例で必要ではないと判断しています[8]。

表2　頭部CTの必要性を判断する項目

- 問診から高エネルギーの打撲ではないことが明らか
- 受傷後の嘔吐や健忘を認めない
- 頭部に皮下血腫や挫創は認めない，またはごく軽度
- 抗血小板薬・抗凝固薬の内服なし
- もとの意識レベル・ADLからの変化なし
- 診察上，神経学的局所症状を認めない
- 帰宅後経過を観察できる同居人がいて「頭部外傷後の注意書き（後述）」を渡して説明済み

上記の項目をすべて満たす場合は頭部CTは不要と判断している（私見を含む）

（文献8より改変）

注意しなければならないのは，抗血栓薬内服の有無が把握できない場合です。お薬手帳のチェックは必須ですが，持参し忘れた場合は本人や家族から直接聞いてみましょう。また，病歴がはっきりとわからない場合も，既往歴で内服の可能性を推察することができるかも知れません。今回の症例も既往歴をしっかりと聴取していれば，心房細動でかかりつけなら抗凝固薬を飲んでいるかもしれない……と疑うことができたでしょう。

【見逃しにつながるピットフォール】
・軽症外傷において抗血栓薬の内服歴を軽視する

3. 帰宅させるその前に──病状説明とdispositionの決定

▶頭部CT検査で明らかな頭蓋内の異常を認めず，帰宅できそうだと判断した軽症頭部外傷患者であっても，転倒した原因を紐解いていくと，失神などの内因性の緊急の病態が隠れていることもあります。また，本人が受傷前後の状態を覚えていないことも少なくありません。目撃者がいる場合は，その方にできる限り詳しく病歴を聴取しましょう。

▶問題となるのは，受傷機転が不明な場合です。たとえふらつきやめまいを引き起こす

ような薬剤を内服していても，なぜ転倒したかというのはあくまで除外診断にすぎません。否定できない場合は，意識消失に伴う頭部外傷を常に考慮し，内因性の病態を精査しなければなりません。特に失神の場合は，姿勢緊張が消失して転倒するため，受け身がとれずに頭部や顔面に激しい外傷を伴うことがよくあります（3章3，一過性意識消失の項参照）。<u>外傷に至った原因を常に意識し，内因性の病態が絡んでいる外傷かどうかを確認すること</u>が，外科系当直に紛れ込んでくる内科的疾患を見逃さない鉄則です。

▶ 帰宅させる場合の病状説明は，本人はもちろん付き添いの方や家族にも，しっかりと聞いてもらいましょう。おそらく各施設には「頭部外傷後の注意書き」の用紙が準備してあるはずなので，それに沿って説明をすれば大丈夫です。中でも，特に以下のポイントはしっかりと伝えて，翌日に脳神経内科，もしくは脳外科の診察を受けるよう指示しましょう。

【参考〜頭部外傷後の説明】

頭にケガをした患者さんへ

現在のところ，入院を要すると思われる所見がありません。しかし，頭にケガをした患者さんなら誰でも，そのケガによって数時間後，数日後に症状が出てくる場合があります。特に周りの方が最初の24時間の観察をすることが最も大切です。頭蓋骨骨折（頭の骨折）とは必ずしも関係しませんから，現在異常がないからといって安心はできません。

頭にケガをしたときには，まず次のことをお守り下さい：

- もし受傷部分が腫れたなら，間にタオルを挟んだ上で冷やして下さい。冷やしたにもかかわらず腫れがひどくなるようなら連絡して下さい。
- 頭痛薬を医師の指示なしには飲まないで下さい。
- お子さんからは目を離さないで下さい。最低6〜12時間を目安に，できれば1〜2日安静を保って下さい。
- 頭を打った後，高齢者の中には数週間〜数カ月後に「慢性硬膜下血腫」という状態が発生することがあります。
- 当日に入浴，洗髪はしないで下さい。

また，以下のような症状が出た場合，または何か変だと思われるときには，至急当院に電話連絡して下さい：

- うとうとしている，なかなか目を覚まさない（可能なら夜間睡眠中に3時間ごとに起こしてみる，必要なら痛み刺激を与えたり，大声を出したりするとよいです。返事があることを確認します）
- ひどい吐き気，あるいは何度も嘔吐してしまう（子どもは軽いケガでも吐きやすいので，1〜2回ならさほど心配ではありません）
- 痙攣，ひきつけ

- 黒目の大きさの差，おかしな目の動き，焦点が合わない，目が見えにくい
- 片側の手足を動かさない，動かしにくい，手足にしびれがある
- よくつまずく，おかしな歩き方をする
- 我慢できないような頭痛，異常な興奮状態
- 外傷前後の記憶がはっきりしない
- 会話や行動に間違いが多く，集中できない
- 人格が変わってしまい，いつもと違う（いわゆるボケのような症状）
- 脈が異常に速かったり，遅かったりする，また呼吸がおかしい
- めまいがひどい
- 耳や鼻から出血がある，または水が出る。寝ていて咳がひどい

【強調すべきポイント】
- 現状は入院を要するような異常所見がないということ
- どんな頭部外傷患者であっても，受傷の数時間後，もしくは数日後に症状が出現する可能性があるということ
- 特に最初の24時間の観察を周りの人がすることが重要であること
- 受傷後数週間〜数カ月経過した後に記銘力障害などの症状が出現する慢性硬膜下血腫という病態が存在するということ

◀文献▶

1) 福島崇夫, 他：急性硬膜外血腫. よくわかる病態生理8 神経疾患. 前田正信, 編. 日本医事新報社, 2007, p144.
2) Rohilla RK, et al：Indian J Orthop. 2019；53(6)：751-7.
3) Kakimoto K, et al：Acute Med Surg. 2022；9(1)：e784.
4) Stiell IG, et al：Lancet. 2001；357(9266)：1391-6.
5) Davey K, et al：Ann Emerg Med. 2018；72(4)：342-50.
6) Yokobori S, et al：J Nippon Med Sch. 2021；88(3)：194-203.
7) 吉村有矢, 編：外傷初期診療　軽症に隠れた重症も見逃さない！レジデントノート. 2023；25(10)：1737-804.
8) 北野夕佳：総合診療. 2015；25(7)：640.

第2章

2 鼻出血（後方出血）

耳鼻咽喉科

Learning Point

- まずは気道の評価と，出血点の確認！　前方からでなければ緊急の可能性あり！
- 前方からの出血であれば，止血を試みる！　うまくいかなければすぐに耳鼻咽喉科を呼ぶ！
- コンサルト後は，凝固異常の可能性がないか病歴を再確認する！

症例

▶ 70歳男性が，朝起きて運動していると鼻から出血した。鼻を押さえても止まらないため，病院を受診した。

評価と対応

▶ 患者のバイタルサインは安定しており，会話も可能で明らかな気道の異常はみられなかった。鼻の圧迫やガーゼを鼻腔内に詰めることで止血を試みたが，来院後も出血が持続した。患者は気分不良を訴えはじめたため，困って耳鼻咽喉科にコンサルトすることに。

経過

▶ 耳鼻咽喉科医に鼻鏡で診察してもらうと，前方からの出血は確認できず，後方からの出血の可能性が高いと判断された。ガーゼパッキングや電気焼灼施行後も止血は得られなかったため，緊急動脈塞栓術の方針となった。改めて病歴を聞くと，当院循環器内科で発作性心房細動に対してワルファリンを内服している方で，最近も内服量調整をしているとのことだった。

診断は止血困難な後方からの鼻出血であった……！

1. 見逃してはならない，鼻出血とは

▶ 鼻出血の最大の好発部位は鼻腔前方（外鼻孔より1～1.5cm奥の鼻中隔）に存在するKiesselbach部位であり（図1）[1]，鼻出血の80～95％がこの部位から生じます[2]。
▶ 緊急性が高い鼻出血は，後方出血と呼ばれる，鼻腔前方からの止血処置では完全な止血を得ることが難しい部位からの出血です[3]（図2）。場合によっては，本症例のように動脈塞栓術が必要になることもあります[4]。鼻出血をみた場合は，止血が難しい後方から

の出血の可能性はないかと考えながら診療にあたるようにしましょう。

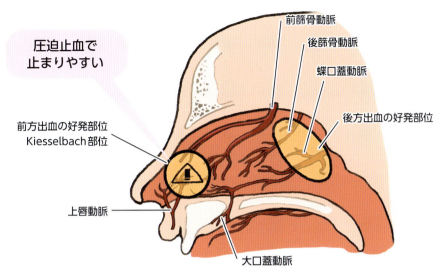

図1　鼻出血の好発部位　　　　　　　　　　　　　　　　　　　（文献1より作成）

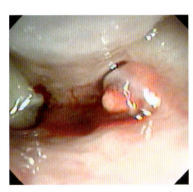

図2　後方出血のファイバー所見
後方出血は鼻鏡での確認が困難
（県立広島病院耳鼻咽喉科　松元聡一郎先生よりご提供）

2. 一晩待てない，鼻出血を見抜くポイント

▶鼻出血の初期診療において，まず初めに行うことは気道の評価です。鼻出血は時に上気道閉塞をきたし，命に関わる疾患であることを肝に銘じましょう（詳細な気道の評価は2章4，killer sore throat参照）。口から吐き出した血液の誤嚥を防ぐため，患者を座位にし，膿盆を持たせ，頭をやや前屈させた姿勢で診察するとよいでしょう。血圧は高い症例が多いですが，出血性ショックや迷走神経反射で血圧が低下している場合には，側臥位にして観察しましょう。ショックを疑う循環不全を示唆する場合は，輸液をしつつ救急科へのコンサルトを急ぎましょう。

▶次に行うのが，出血点の確認です。どこから出血しているかを確認することで，止血成

功の可能性を推定し，適切な止血方法を選択できます。鼻鏡などを用いて（4章3参照），出血部位として最も多いKiesselbach部位を確認しましょう。もし，明確な出血点や血餅がKiesselbach部位にあれば，圧迫止血やガーゼパッキングなどで止血を試みます。処置の方法については，第4章で紹介します（4章2参照）。

▶一方で，明確な出血点が確認できない場合も多いです。まずは頻度の高い前方出血の止血方法を試みて（4章2参照），それでも出血が止まらない場合は，後方出血を疑って，耳鼻咽喉科にコンサルトしましょう。

3. 一晩待てない，鼻出血を疑ったら──コンサルトのタイミングと要点

▶耳鼻咽喉科医が到着するまでに，非専門医でも評価や介入ができるのは，凝固異常の検索です。凝固能と基礎疾患の評価，そして抗血栓薬の内服歴の確認，また血液検査と病歴聴取をして，輸血や中和剤などでの治療が必要か確認しましょう[5]。

◀文献▶
1) Kucik CJ, et al：Am Fam Physician. 2005；71(2)：305-11.
2) Schlosser RJ：N Engl J Med. 2009；360(8)：784-9.
3) Thornton MA, et al：Laryngoscope. 2005；115(4)：588-90.
4) Christensen NP, et al：Otolaryngol Head Neck Surg. 2005；133(5)：748-53.
5) Tomaselli GF, et al：J Am Coll Cardiol. 2020；76(5)：594-622. Erratum in：J Am Coll Cardiol. 2021；77(21)：2760.

第2章

3 鼻腔異物（ボタン電池・鋭利な異物）

耳鼻咽喉科

Learning Point

- ボタン電池や鋭利な異物による鼻腔異物は緊急性が高い！
- 病歴聴取や画像検査で，異物の形状と数を把握する！
- 摘出しようと深追いすると，気道異物になってしまう可能性もあるため無理は禁物！

症例

▶ 特に既往のない3歳男児が，親に連れられて来院した。鼻の中に，おもちゃのボタン電池を入れてしまったとのこと。

評価と対応

▶ バイタルサインは安定しており，鼻腔内を観察するとボタン電池が確認できた。ボタン電池を摘出しようと試みたが，男児は大泣きし，安静を保つことができなかった。鑷子で摘出しようとしたが，ボタン電池はますます奥に入ってしまった。専門科の助けが必要と判断し，耳鼻咽喉科にコンサルト。

経過

▶ 耳鼻咽喉科医に診察を依頼し，外来で咽頭ファイバーを用いて摘出した。ボタン電池の挿入から摘出まで2時間足らずであったが，鼻中隔と下鼻甲介粘膜に潰瘍形成を認めた（図1）[1]。

診断はボタン電池による鼻腔内損傷だった……！

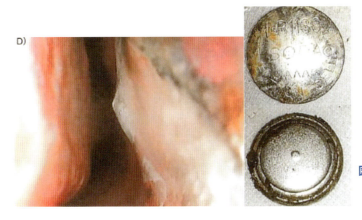

図1 鼻中隔・下鼻甲介粘膜のファイバー所見と摘出されたボタン電池 （文献1より転載）

1. 見逃してはならない，鼻腔異物とは

▶鼻腔異物の大半は2歳～小学校低学年の小児であり，特に2～3歳が過半数を占めるとされています[2]。異物の種類は多岐にわたり，ビーズ，おもちゃの一部，豆類，スポンジなどが含まれます[3]。これらのうち，まず覚えておくべきレッドフラッグを示す異物が，ボタン電池と鋭利な異物です。

▶これらは鼻だけでなく，耳や咽頭，食道の異物としても危険なので，その観点でもキーワードとして把握しておきましょう。針やピン，釘といった鋭利な異物は鼻腔内はもちろん，場合によっては咽頭や食道に落ち込んでいくと，危険なのは容易に想像がつきますね。

▶そして，ボタン電池は放置すると鼻中隔穿孔などの重篤な合併症を引き起こす場合があり，緊急対応が必要となります[4,5]。その他の高リスクな鼻腔異物としては，ほかにも高吸収ポリマービーズ（放っておくと膨張する）や，ペア磁石を両鼻に入れた場合（磁石がくっついて鼻中隔を圧迫，穿孔する危険性がある）もあります。

> 【翌日まで待てないレッドフラッグを示す鼻腔異物】
> ボタン電池，ペア磁石，ポリマービーズ，鋭利なもの

2. 一晩待てない，鼻腔異物を見抜くポイント

▶たまたま保護者が見ていれば，どんな種類の鼻腔異物かがすぐに認識できますが，見ていないときに子どもが異物を鼻に入れてしまった場合は，鼻腔内を観察するしかありません。鼻鏡で鼻腔内を確認（4章3参照）して，ボタン電池（アルカリ電池）や鋭利な異物の可能性がないかを評価しましょう（図2）[6]。

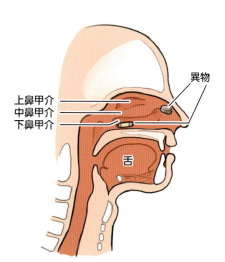

図2　鼻腔異物の好発部位
（文献6を参考に作成）

▶鼻腔異物の好発部位としては，下鼻甲介の下方や中鼻甲介の上前方が挙げられます[7]（図3）。鼻腔前方以外にある異物は視診では見つけにくいため，鼻腔内が確認できない場合はX線（Waters位，頭部側面）やCT検査を行い，位置や数を確認しましょう。本症例のようなボタン電池は，X線では図4のように映ります[1]。

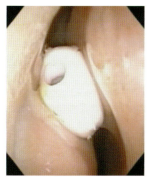

図3　鼻腔異物（ビーズ）のファイバー所見
左鼻腔入口部に鼻腔異物（ビーズ）を認める（左下：下鼻甲介，右側：鼻中隔）
（県立広島病院耳鼻咽喉科 松元聡一郎先生よりご提供）

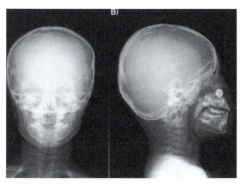

図4　ボタン電池のX線所見　　（文献1より転載）

▶鼻腔内の観察や，異物の摘出法は4章3で解説します。

・鼻腔異物の好発部位は，下鼻甲介の下方や中鼻甲介の上前方

3. 一晩待てない，鼻腔異物を疑ったら──コンサルトのタイミングと要点

▶患者の協力が得られ，観察してみて鑷子で容易に取れそうであれば，まずは自分で試してみるのもひとつの手です．ですが，鼻腔異物を奥に押し込むと気道に落下してしまい，最悪の場合気道閉塞を引き起こす可能性があるため無理は禁物です．基本的に異物が奥に入っていて観察できない場合や，摘出しようとしてもできなかった場合は，耳鼻咽喉科にコンサルトしましょう．

▶もし危険でない異物であった場合は無理に取ろうとせず，翌日耳鼻咽喉科紹介としても問題ありません。

◀文献▶

1) 細野祥子：レジデントノート．2023；24(17)：2976-81．
2) 石塚洋一, 他：鼻腔異物・結石．新図説耳鼻咽喉科・頭頸部外科講座3．鼻腔・副鼻腔．夜陣紘治，編．メジカルビュー社，2000, p126-7．
3) 高橋優二, 他：medicina. 2023；60(4)：48-53．
4) Loh WS, et al：Ann Otol Rhinol Laryngol. 2003；112(4)：379-83．
5) Guidera AK, et al：N Z Med J. 2010；123(1313)：68-73．
6) 松原知康, 他, 監：マイナーエマージェンシー はじめの一歩．メディカル・サイエンス・インターナショナル，2023．
7) Heim SW, et al：Am Fam Physician. 2007；76(8)：1185-9．

第2章

4　killer sore throat

耳鼻咽喉科

Learning Point

- 呼吸困難を訴え，加えて咽頭痛や開口障害，含み声などの症状があればkiller sore throatを疑う！
- 気道の評価は発声と，吸気時の呼吸音や頸部の視診，臥位になると苦しいかどうかの確認が大切！
- 疑った時点で耳鼻咽喉科や救急科，麻酔科にコンサルトし，気道確保の準備を進める！　安易に仰臥位にはしない！

症例

▶ 当院の糖尿病内科かかりつけで，血糖降下薬を服用している50歳男性が，発熱と咽頭痛を主訴に深夜に救急外来を受診した．2日前から微熱と喉の違和感を自覚し，感冒と考え自宅で様子をみていたが，喉の痛みが増強し摂食や飲水が困難となった．寝ようとするにも息が苦しくて臥位になることもできず，心配した妻に連れられて来院した．

評価と対応

▶ 体温は38.4℃と高熱で頻呼吸がみられたが，SpO$_2$は99％と保たれており，その他のバイタルサインはおおむね安定していた．インフルエンザや新型コロナウイルス感染症，溶連菌感染症の検査はすべて陰性であった．

▶ その他の感染症の可能性を考えCTを試みたが，患者はしんどくてどうしても横になれない状態だという．困ったため入院の適応について耳鼻咽喉科の医師に相談することに．

経過

▶ 耳鼻咽喉科の医師に電話越しに，「緊急性があるため，喉頭ファイバーを準備しておいてほしい」と依頼された．耳鼻咽喉科の医師が駆けつけ，喉頭ファイバー検査を実施したところ，喉頭蓋披裂部の腫脹が認められた（図1）．気道狭窄所見が確認されたため，輪状甲状靱帯切開の方針となった．

診断は急性喉頭蓋炎だった……．

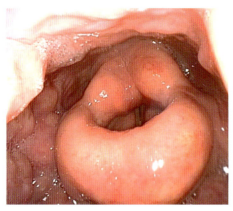

図1 急性喉頭蓋炎 咽頭ファイバー所見
(マツダ病院耳鼻咽喉科 清原敬一郎先生よりご提供)

1. 見逃してはならない，killer sore throat とは[1〜3]

▶咽頭痛や頸部痛は日常の臨床でよくみられる症状ですが，それを理由に医療機関を受診する患者は比較的少ないとされています。また，救急外来を受診する患者の多くは緊急性が高くありません。

▶しかし，その中でも致命的となりうる，killer sore throatと呼ばれる疾患は見逃してはなりません（表1，図2）[1,2,4,5]。なぜなら上気道閉塞を引き起こしたり，そして時に命に関わる縦隔炎や敗血症性塞栓などを起こしたりする可能性があるためです。

表1　killer sore throatの代表的な5疾患

疾患名	病態	特徴的な症状・身体所見	主な診断方法	治療
急性喉頭蓋炎（図3）	細菌感染を契機に喉頭蓋が腫脹　上気道閉塞のリスクが高い	診察上の咽頭所見と比較して強い咽頭痛，嚥下困難，流涎，前頸部圧痛，声の変化	喉頭ファイバー，頸部X線	抗菌薬，ステロイド
扁桃周囲膿瘍（図4・5）	扁桃周囲炎の増悪で膿瘍を形成　上気道閉塞のリスクが高い	咽頭痛，頸部痛，嚥下痛，開口障害，含み声	CT，頸部エコー	抗菌薬，感染源コントロール
咽後膿瘍（図6・7）	上気道炎，リンパ節炎の増悪で咽頭後壁に膿瘍形成　縦隔炎のリスクが高い	頸部痛，嚥下痛，含み声，頸部可動域制限	CT	抗菌薬，感染源コントロール
Ludwig's angina（口腔底蜂窩織炎）（図8・9）	顎下腺や舌下腺の炎症が口腔底，頸部の軟部組織に波及した蜂巣炎　上気道閉塞のリスクが高い	頸部痛，顎下部・頸部腫脹，口腔底に激しい疼痛，開口障害	CT	抗菌薬，感染源コントロール
レミエール症候群	扁桃炎や咽頭炎軽快後の化膿性血栓性静脈炎，敗血症性肺塞栓症の合併も多い	開口障害，片側頸部腫脹，咽頭痛，頸部痛	CT	抗菌薬，必要に応じて感染源コントロール

(文献1，2，4より作成)

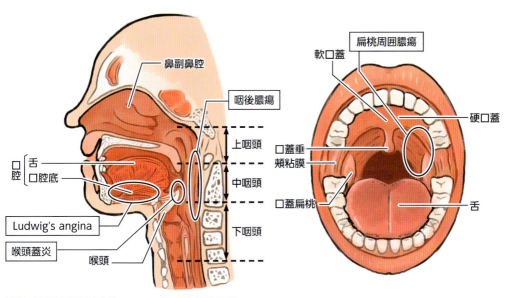

図2　頸部の解剖とkiller sore throatの各疾患
この図では，表1に挙げた5つのkiller sore throatのうち，喉頭蓋炎，扁桃周囲膿瘍，咽後膿瘍，Ludwig's anginaの生じる部位を示す
（文献5より作成）

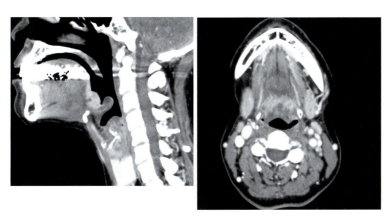

図3　急性喉頭蓋炎の造影CT所見
CT撮影の前に，必ず気道の評価と気道確保の必要性を検討する
左：矢状断，右：水平断　　　（マツダ病院耳鼻咽喉科 清原敬一郎先生よりご提供）

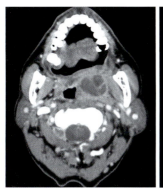
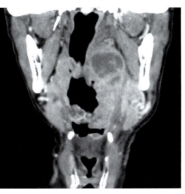

図4　扁桃周囲膿瘍の造影CT所見
CT撮影の前に，必ず気道の評価と気道確保の必要性を検討する
左：水平断，右：冠状断
（マツダ病院耳鼻咽喉科 清原敬一郎先生よりご提供）

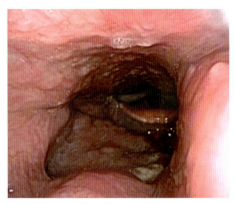

図5 扁桃周囲膿瘍の喉頭ファイバー所見
（マツダ病院耳鼻咽喉科 清原敬一郎先生よりご提供）

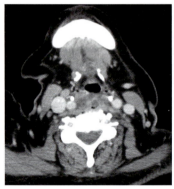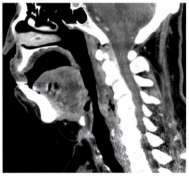

図6 咽後膿瘍の造影CT所見
CT撮影の前に，必ず気道の評価と気道確保の必要性を検討する
左：水平断，右：矢状断　　　（マツダ病院耳鼻咽喉科 清原敬一郎先生よりご提供）

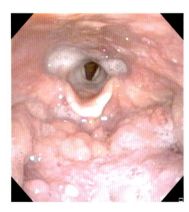

図7 咽後膿瘍の喉頭ファイバー所見
（マツダ病院耳鼻咽喉科 清原敬一郎先生よりご提供）

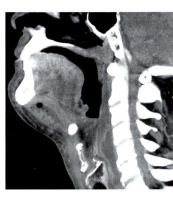

図8 Ludwig's anginaの造影CT所見
CT撮影の前に，必ず気道の評価と気道確保の必要性を検討する （マツダ病院耳鼻咽喉科 清原敬一郎先生よりご提供）

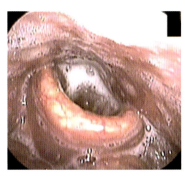

図9 Ludwig's anginaの喉頭ファイバー所見
（マツダ病院耳鼻咽喉科 清原敬一郎先生よりご提供）

▶ killer sore throatの中でも，急性喉頭蓋炎は21％が気管挿管などの気道確保が必要になったという報告もあり[6]，気道閉塞を引き起こす可能性が最も高い疾患と言われています。

- 表1に挙げた5つのkiller sore throatは，咽頭痛や頸部痛を主訴に来院するレッドフラッグを示す疾患群である
- 中でも急性喉頭蓋炎は気道閉塞を引き起こす可能性が高い

2. 一晩待てない，killer sore throatを見抜くポイント

▶ 呼吸困難に加えて咽頭痛や開口障害，含み声などの症状があれば，真っ先にkiller sore throatを疑います。表1 [1, 2, 4)] でまとめた，それぞれの特徴的な症状や身体所見も参考になります。

▶ そして，同時にprimary surveyによる気道の評価と，危険な症状であるレッドフラッグの確認をすることです。

(1) 気道の評価[4)]

▶ 気道の異常は，バイタルサインのみでは判断できません。初期はバイタルサインの異常がないことも多く，酸素飽和度が低下しているときは既に上気道閉塞の最終段階で

す。仮に気道が完全閉塞すると，極度の低酸素状態となるため，数分以内に心停止に至ります[7]。気道の異常は超緊急であり，バイタルサインではなく身体診察で評価しましょう。

▶ 具体的には，まずは呼びかけて患者の発声を確認します。もし発声がよく聞き取れない含み声だったり，上気道から明らかな異常音が聞こえたりする場合は，頸部に聴診器をあて呼吸音を確認しましょう。気道の異常を示唆する聴診の異常所見の中でも，必ず知っておくべきなのがストライダー（stridor）です。これは吸気時に聴取される異常音で，吸気時喘鳴とも呼ばれます。聴診器を使用しなくても聴取できることがあり，気道径が50％以上狭窄すると出現すると言われています[8]。聞こえた場合は高度な上気道閉塞の可能性を示唆します。

▶ 視診では，吸気時の頸部の呼吸様式を評価しましょう。気道の異常があれば強い吸気努力によって胸腔内が陰圧となり，喉頭が下方に牽引される気管牽引，鎖骨上窩や胸骨切痕の陥没を認めます。口角の横からよだれが出ている（流涎している）場合は，唾液嚥下を妨げるほどの高度な咽喉頭部の浮腫があると判断しましょう（図10）[4]。

▶ そして，呼吸をしている姿勢も重要な確認項目です。臥位になると重力の影響で上気道が狭くなるため，喉頭蓋炎や頸部膿瘍などの患者は前傾姿勢（tripod position）を好む傾向があります。また，香りを嗅ぐときのような顎を少し上げて，頭を後ろに傾ける姿勢（sniffing position）も特徴的です（図11）[4]。これらは小児患者において頻度の高い身体所見のひとつですが，成人患者においてはあまりみられないと言われています[9]。

▶ これらの姿勢がないからと言って安心はできませんが，姿勢に応じて呼吸困難を認めるかどうかは重要な視点です。「臥位になると苦しい」という症状がある場合は，上気道狭窄の可能性を考慮しましょう。

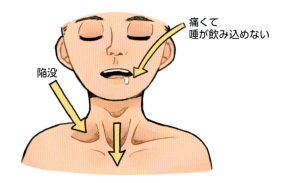

図10　気道の異常を疑う吸気時の身体所見

（文献4より作成）

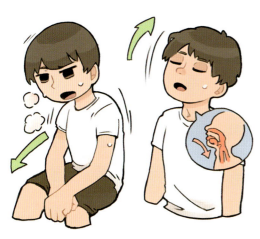

図11 tripod position（左）とsniffing position（右）
（文献4より作成）

（2）レッドフラッグの確認

▶明らかな気道の異常がなくても，表2[1]に示すようなレッドフラッグの所見がないかを確認しましょう。これらの所見がある場合は，今後気道の異常をきたすリスクが非常に高いためです。（1）の気道の評価と一部重複しますが，もれなく確認しましょう。

表2　咽頭痛のレッドフラッグ

- 呼吸困難感
- 開口障害
- stridorの聴取
- 嗄声，含み声
- 嚥下困難
- 前頸部の著明な圧痛
- 気管の偏位
- sniffing positionもしくはtripod position（図11）

（文献1より作成）

3. 一晩待てない，killer sore throatを疑ったら──コンサルトのタイミングと要点

▶気道の異常がある場合は，レッドフラッグの有無にかかわらず緊急事態です。すぐに救急科や麻酔科，耳鼻咽喉科にコンサルトし，気道確保の準備を進めましょう。不用意に仰臥位へ体位変換させると，前傾姿勢で何とか保たれていた気道が閉塞してしまう可能性があるため，非常に危険です。呼吸困難の訴えがあれば，CTなどの画像評価に向かう前に，気管挿管などの確実な気道確保の必要性を検討しましょう。CT撮影のリスクが高い場合は，可能なら喉頭ファイバーを用いて上気道を評価します。

▶明らかな気道の異常がない場合でも，レッドフラッグがある場合は予断を許しません。

今後気道の異常をきたすリスクが非常に高いためです。これらの疾患はすべて，気道のフォローや原疾患に対する治療のために入院加療が原則です。各種検査（血液検査，X線など）と並行して耳鼻咽喉科コンサルトの準備を行い，気道の異常が出現しないか常に注意しましょう。

◀文献▶

1) Chow AW, et al：Evaluation of acute pharyngitis in adults. UpToDate 2024 6/23 check, This topic last updated：Oct 05, 2023.
　https://www.uptodate.com/contents/evaluation-of-acute-pharyngitis-in-adults
2) 山田浩平：レジデントノート. 2022；24(11)：78-84.
3) Loftis L：Semin Pediatr Infect Dis. 2006；17(1)：5-10.
4) 三谷雄己：Primary survey. みんなの救命救急科. 志馬伸朗, 監. 中外医学社, 2022.
5) 關 匡彦：Hospitalist. 2017；5(3)：565-72.
6) Cirilli AR：Emerg Med Clin North Am. 2013；31(2)：501-15.
7) Hardman JG：Br J Anaesth. 2006；97(4)：564-70.
8) Rees L, et al：BJA CEPD Rev. 2002；2(5)：134-8.
9) Tibballs J, et al：J Paediatr Child Health. 2011；47(3)：77-82.

第2章

5 急性緑内障発作

眼科

Learning Point
- 眼の見えにくさに頭痛，嘔吐があれば急性緑内障発作を疑う！
- 暗いところに長時間いるなど，散瞳しやすい病歴に注意して聴取！
- 充血や角膜浮腫，対光反射の減弱，散瞳の所見があれば眼を触る！

症例
▶ 60代女性が，暗い部屋で本を読んでいるときに頭痛を自覚した。しばらく様子をみていたが改善せず，悪心・嘔吐も出現したため朝6時頃に来院した。

評価と対応
▶ 来院後は症状が改善傾向であった。片頭痛の既往があり，時折頭痛を自覚することがあったとのこと。日中の時間帯で脳神経内科を診察してもらおうと考えた。

▶ 帰り際，左目が真っ赤に充血していることに気づいた。左目について聞いてみると，患者は確かに痛みを感じており，視界がぼやけているとのことだった（図1）。何らかの目の感染を疑い，眼科にコンサルトする方針とした。

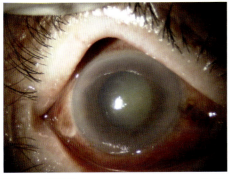

図1　左眼所見　（広島大学視覚病態学よりご提供）

経過
▶ 眼科の診察室で，急性緑内障発作と診断され，直ちに治療が開始された。

━━ 診断は急性緑内障発作だった……！

1. 見逃してはならない，急性緑内障発作とは

▶急性緑内障発作の中でも最も頻度の高い急性閉塞隅角緑内障は，房水の出口である隅角が閉塞して眼圧が急上昇し（図2）[1,2]，視神経が損傷して視力障害をきたす疾患です[3]。発症後，分〜時間の単位で視神経の損傷が起こりはじめ，時間〜日の単位で失明に至ります。迅速に眼圧を下げる治療を行わないと，不可逆的な視機能障害や失明に至る可能性がある，緊急性の高い眼科疾患なのです。

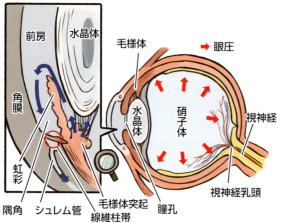

図2 急性緑内障発作の病態
（文献1，2より作成）

2. 一晩待てない，急性緑内障発作を見抜くポイント

(1) 病歴

▶急性緑内障発作の患者は，必ずしも視力低下や眼痛を主訴として来院するとは限りません。頭痛，悪心・嘔吐など，一見すると眼科疾患を疑いにくい症状で来院することもあります。典型的な病歴としては，狭隅角の患者が夜〜明け方に暗所での読書やスマートフォンの使用などにより，瞳孔の散大をきっかけに発症します[4]。

▶「眼の周りが重くなり，次第に痛み出してくる」と訴えて来院することもあります。片側の眼の痛み，頭痛，悪心・嘔吐が出現し，痛み止めを内服しても改善せず，だんだん見えにくくなってくるという経過も典型的です。また，散瞳の程度によって自然に軽快してしまうこともあるため，「痛かったが様子をみていると楽になったので放っておいた」と言われる場合もあります。頭痛や嘔吐を主訴に来院した患者では，急性緑内障発作の可能性を考慮することが大切です。

▶意識的に疑い，見逃しを防ぐために，好発しやすい患者背景や病歴を理解することが大切です。急性緑内障発作は，加齢や白内障で水晶体が厚くなることで，隅角が狭くなりやすくなるため，通常50歳以上に好発します[5]。そのほか，遠視，女性，狭隅角の家族

歴がある場合は発症するリスクが高いとされています[6]。
▶一方で，すでに閉塞隅角緑内障と診断されている場合や，眼科通院中の患者は，何かしらの治療（レーザー虹彩切開術，縮瞳薬投与など）を受けていることが多いため，緑内障発作を生じる可能性は高くありません[2]。ちなみに，白内障手術後は水晶体が薄くなることで前房が深くなり（図3），隅角も拡大するため，発症することはないと言われています。裏を返せば，眼科受診歴のない中年以降の女性はリスクが高いのです。

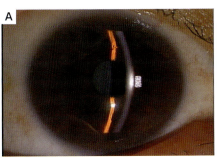 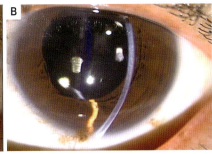

図3　白内障手術による前房の変化
A：術前，B：術後
手術に伴い前房は深くなる

（県立広島病院眼科 湯浅勇生先生よりご提供）

【レッドフラッグを見抜くポイント！】
・キーワード：50歳以上・遠視・女性・狭隅角の家族歴
・典型的な病歴：夜～明け方の暗所での読書，スマートフォンの使用

【見逃しにつながるピットフォール】
・頭痛，嘔吐など目立つ症状に気をとられ，急性緑内障発作の可能性を想起しない

(2) 身体所見

▶まずは視力を評価します。視界がぼやけ，手元の本やスマートフォンの文字が見えにくくなっていないか，そして指数弁や手動弁で視力が普段と比較してどうかを確認しましょう。

▶特徴的な所見としては，結膜充血や瞳孔の散瞳，対光反射の遅延や消失，角膜混濁（浮腫）などがあります。これらは参考になる所見ですが，これらがすべての症例で認められるわけではない点に注意しましょう[7]（図4）。また，角膜は眼圧上昇により角膜内皮細胞が透明度を維持できなくなり混濁し，毛様充血を認めます。そして，急性緑内障発作を疑ったら，まずは眼を触ってみましょう。振れると左右差があり，病側は明らかに硬くなります。

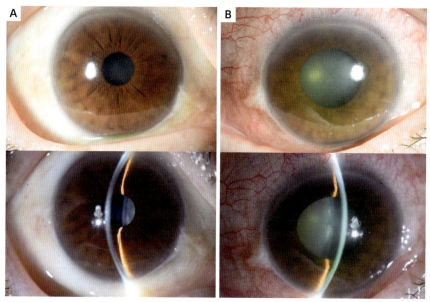

図4　急性緑内障発作
A：正常眼
B：急性緑内障。結膜充血，中等度散瞳，角膜混濁（浮腫）を認める

(広島大学視覚病態学よりご提供)

> 【レッドフラッグを見抜くポイント！】
> ・結膜充血や瞳孔の散瞳，対光反射の遅延や消失，角膜混濁（浮腫）
> ・病側の眼を触ると，明らかに硬い！

> 【学びを深める～簡易的に眼球の評価はできませんか？】
> 　対光反射をみるときにペンライトを眼の側方から当て，虹彩全体が照らされるか否かで前房深度を推定する方法もあるので，一歩先の評価に役立ちます（図5）[2, 8]。
> 　患者の眼の側方（側面）からペンライトで光を当てます。急性緑内障発作を発症しているような狭隅角の場合，前房が浅いと光が虹彩全体に均一に届かず，光を当てた側と反対側の虹彩が暗くなります。これは，虹彩の前房深度が浅いため，光が十分に回り込まないからです。
> 　光を当てた側の虹彩が明るく照らされる一方で，反対側の虹彩は影になり暗く見えます。前房が浅く，隅角が狭いことを簡便に確認できるのです。

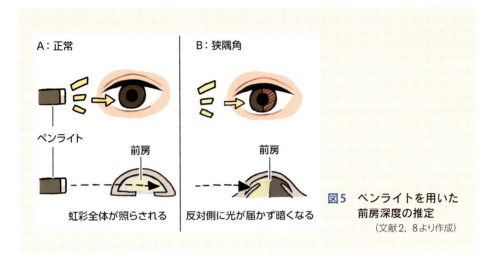

図5 ペンライトを用いた前房深度の推定
(文献2, 8より作成)

3. 一晩待てない，急性緑内障発作を疑ったら——コンサルトのタイミングと要点

▶疑った時点で即座に眼科にコンサルトしましょう．そして，専門科が診察するまでに時間がかかる場合は，救急外来で迅速に眼圧を下げる処置を行う必要があります．治療薬の処方例としては以下のようなものがありますが，投与薬については眼科と相談の上決定しましょう．

【処方例】[8, 9]
① ピロカルピン(サンピロ®点眼液)1～2% 1滴10分おきに点眼
② マンニトール(20%マンニットール注射液「YD」)1～2g/kgを全開で点滴静注
　またはグリセオール®注1回300～500mLを全開で点滴静注
③ アセタゾラミド(ダイアモックス®錠)1回10mg/kg(250～1000mg)を経口投与

◀文献▶

1) 大鹿哲郎，編：眼科プラクティス6 眼科臨床に必要な解剖生理．文光堂，2005．
2) 内匠秀尚：レジデントノート．2023；24(17)：2920-4．
3) Tarongoy P, et al：Surv Ophthalmol. 2009；54(2)：211-25．
4) Wright C, et al：Acta Ophthalmol. 2016；94(3)：217-25．
5) Zhu J, et al：Sci Rep. 2018；8(1)：4036．
6) Hodge C, et al：Aust Fam Physician. 2008；37(7)：506-9．
7) 日本緑内障学会緑内障診療ガイドライン改訂委員会：緑内障診療ガイドライン．第5版．2022．
https://www.nichigan.or.jp/Portals/0/resources/member/guideline/glaucoma5th.pdf
8) 寺沢秀一，他：32．眼科の救急．研修医当直御法度．第6版．三輪書店，2016，p179-83．
9) 眼科診療プラクティス編集委員，編：眼科当直医・救急ガイド．文光堂，2004，p22-5，264-5．

第2章

6 網膜中心動脈閉塞症

眼科

Learning Point

- 突然発症で，無痛性で片眼性の，著しい視力低下や視野欠損という病歴で疑う！
- 悩んだら，ペンライトを用いたswinging flashlight testで相対性求心性瞳孔反応欠損（RAPD）をチェック！
- 疑った時点で眼科にコンサルトし，眼球マッサージをしながら到着を待つ！

症例

▶土曜日の夜21時頃，70歳男性が突然右目が見えにくくなったと訴え，来院した。以前より当院の眼科で白内障の治療歴があり，心房細動や糖尿病のためにも当院に定期的に通院していた。

評価と対応

▶既往歴から白内障による視力低下を疑ったが，診察を進めると右目の視力は完全に失われているようで，指の本数も識別できない状態であった。眼の痛みやその他の症状は特にないという。今後の対応について，眼科にコンサルトする方針とした。

経過

▶眼科の先生は電話越しに焦った様子で「網膜中心動脈閉塞症の可能性がある」と，発症時間と視力低下の程度を問われた。患者に再度確認したところ，1時間前にテレビを見ているときに突然視力を失ったとのこと。

▶眼科より，脳神経内科にもコンサルトし，眼球マッサージをしながら到着まで待っていてほしいと伝えられた。

▶眼球マッサージの経験がなかったため，眼科の先生の指示を仰ぎながら必死に実施しつつ，応援を待った。

診断は網膜中心動脈閉塞症だった……！

1. 見逃してはならない，網膜中心動脈閉塞症とは

▶網膜中心動脈閉塞症は，主に網膜中心動脈が突然閉塞することで発症する疾患で，無痛性で片眼の著しい視力低下や視野欠損を起こします。近年は脳梗塞と似た病態である

と言われており[1]，脳梗塞の血栓溶解療法などに準じて治療のゴールデンタイムは4.5時間とも言われますが，文献によっては100分以内とも報告されています[2,3]。
▶ いずれにしても，発症後24時間以内は治療適応であるため[1,4]，とにかく早期に病歴や身体所見で疑い，眼科に連絡しながら適切な初期対応をしなければならない，緊急性の高い疾患なのです。網膜中心動脈閉塞症は，視機能において大きな役割を担う網膜への血流が途絶した，いわば眼の心肺停止（cardiopulmonary arrest；CPA）として対応しましょう。

2. 一晩待てない，網膜中心動脈閉塞症を見抜くポイント

(1) 病歴

▶ 血管閉塞による疾患であるため，高血圧，脂質異常症，糖尿病などの動脈硬化性疾患や，心房細動などの血栓リスクのある心疾患の既往を持つ患者に好発します。
▶ そして特徴的な「突然発症で，無痛性で片眼性の，著しい視力低下や視野欠損」というエピソードが何より重要です。視力低下の程度は様々ですが，80％以上のケースで視力は著しく低下すると言われています[1,4]。コンサルトする際には視力低下の度合いと発症からの時間が重要となるので必ず確認しましょう。

(2) 身体所見

▶ 視力は目のバイタルサインです。視力低下を他覚的に確認するために，まずは以下の3つの項目を評価しましょう。

> 指数弁：検者の指の数を答えさせ，それを正答できる最長距離により視力を表す。
> 　　　　30cm/指数弁などと表記
> 手動弁：検者の手掌を被検者の眼前で上下左右に動かし，動きの方向を弁別できる能力
> 光覚弁：暗室にて被検者の眼前で照明を点滅させ，明暗が弁別できる視力

▶ 教科書では，本疾患の特徴的な眼底所見としてcherry red spotが紹介されています（図1）。黄斑部以外の閉塞した範囲の網膜が浮腫を起こし，それに伴い網膜の内層が白色化するため，黄斑部の赤みが際立って見えるのです。しかし，発症後間もない時期では，これらの所見がはっきりしない場合もあり，非専門医には評価の敷居も高いでしょう。
▶ 病歴と明らかな視力低下があれば，本症例を疑った時点で即座に次の見出しで解説するコンサルトと初期対応に移ります。悩ましい場合は，相対性求心性瞳孔反応欠損（relative afferent pupillary defect；RAPD）の確認をしてみましょう。RAPDは，片側の眼に光を当てた際の瞳孔反応の違いを確認することで，網膜や視神経の異常を検出できる所見です。RAPDを見抜くswinging flashlight testは，ペンライト1つで評価できます[5]。

41

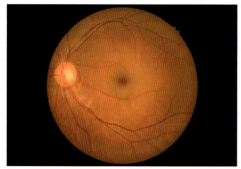

図1 cherry red spot
（広島大学視覚病態学よりご提供）

【学びを深める～RAPDを見抜くにはどうすればいいですか？】
RAPDを検出する，実践しやすい評価法としてswinging flashlight testを紹介します。
健側，患側，健側の順にそれぞれ3秒ずつ光を当て，両眼の対光反射を確認しましょう（図2）[5]。

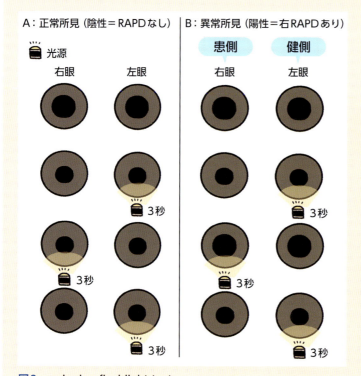

図2 swinging flashlight test
A：求心路も遠心路も正常のため，片側に光を当てるだけで両眼とも縮瞳する
B：健側に光を当てると，求心路は保たれるため患側も縮瞳する。一方，患側に光を当てると，求心路の障害があるため，両眼とも縮瞳せず2段目と比べて瞳孔径が広がる。その後，再度健側に光を当てると，両眼とも再度縮瞳する

（文献5より作成）

対光反射を確認する際は，患者の目の前に立たないように注意します．近見反応で縮瞳してしまうため，患者の視界に入らない位置からペンライトを当てましょう．視界に入らないように暗い所で目に光を当て，瞳孔の動きを確認します．RAPDを確認する際は，素早くペンライトを動かして両眼の対光反射を確認する必要があります．手際よく実施しましょう．

【レッドフラッグを見抜くポイント！】
・キーワード：高齢・心血管疾患のリスクファクターあり
・典型的な病歴：突然発症・無痛性・片側の著しい視力低下や視野狭窄
・ペンライトを用いたswinging flashlight testでRAPDあり

3. 一晩待てない，網膜中心動脈閉塞症を疑ったら──コンサルトのタイミングと要点

▶病歴および明らかな視力低下で本症例を疑った時点で，すぐに眼科医にコンサルトしましょう．治療法としては，発症後4.5時間以内ではアルテプラーゼの全身投与，眼動脈への超選択的局所動脈内血栓溶解療法などの選択肢があります[6]．そのほか，眼球マッサージや眼圧を降下させるアセタゾラミドやマンニトールなどの静注薬，硝酸薬による血管拡張など，様々な治療法が検討されていますが，明確に視機能を改善すると確立した治療法はないのが現状です[7〜9]．これらは眼科はもちろん各診療科の協力が必要ですので，治療法については所属施設の眼科の先生に方針を仰ぎましょう．

▶これらの中でも非専門医がコンサルトした後に応援を待ちながら実践できる介入として，眼球マッサージを紹介します．眼球マッサージの方法はいくつかありますが，図3

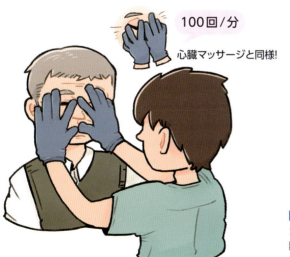

図3　眼球マッサージ
1分間に約100回程度，両手の人差し指で眼瞼上から交互に圧迫し継続する（5分間が目安）
（文献10より作成）

の方法がわかりやすく実施しやすいです[10]。何度か実施した上で，患者に自身で継続してもらうのもよいでしょう。

◀文献▶

1) Mac Grory B, et al：Stroke. 2021；52(6)：e282-94.
2) Hayreh SS, et al：Br J Ophthalmol. 1980；64(11)：818-25.
3) Hayreh SS, et al：Ophthalmology. 1980；87(1)：75-8.
4) Flaxel CJ, et al：Ophthalmology. 2020；127(2)：P259-87.
5) Broadway DC：Community Eye Health. 2016；29(96)：68-9.
6) Schrag M, et al：JAMA Neurol. 2015；72(10)：1148-54.
7) Hakim N, et al：Clin Ophthalmol. 2019；13：2489-509.
8) Schultheiss M, et al：PLoS One. 2018；13(5)：e0198114.
9) Hu H, et al：Eur Neurol. 2022；85(3)：186-94.
10) 松原知康, 他, 監：マイナーエマージェンシー はじめの一歩. メディカル・サイエンスインターナショナル, 2023.

第2章

7 開放性眼外傷

眼科

Learning Point

- 鈍的眼外傷の病歴があった場合は，常に開放性眼外傷を念頭に置いて対応する！
- 眼球に圧を与えたり，眼圧を上昇させたりしないような細心の注意が必要！
- CTではあらゆるviewで必ず確認し，わずかな歪みや眼内異物を見逃さない！

症例

▶ 20歳男性。草野球をしている際に，ボールが左眼を強打し受傷。左眼の痛みと視力低下を訴え，部活動の顧問に伴われて受診した。受傷後，徐々に眼瞼や眼の周囲の腫れが増強しており，涙が止まらないとのこと。

評価と対応

▶ 眼球結膜に軽度の充血があるが，指数弁に左右差はなく，眼球運動も正常で視野障害もなかった。頭部CTでは，明らかな眼窩底骨折や視神経管骨折の所見は認められず，眼球打撲の診断が下された（図1）[1]。翌日の眼科受診が指示され，帰宅となった。

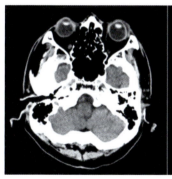 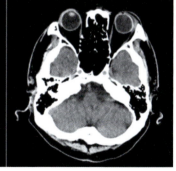

図1 来院時頭部CT所見 （文献1より引用）

経過

▶ しかし，帰宅後に疼痛が著しく増強し，1時間後に再診。眼科にコンサルトしたところ，画像所見から眼球破裂の可能性が指摘され，緊急手術の方針が決定された。

診断は眼球破裂だった……！

1. 見逃してはならない，開放性眼外傷とは

▶ 目にボールなどがぶつかって受傷する，眼の打撲外傷はウォークインとして受診する頻度も高い外傷のひとつです。鈍的眼外傷の鑑別疾患は結膜下出血や前房出血，球後出血，外傷性網膜剥離など多岐にわたりますが，その中でも非常に緊急性が高いのが開放性眼外傷です。

▶ 眼外傷は全層性損傷である開放性眼外傷（open-globe injury）と部分的損傷である閉鎖性眼外傷（closed-globe injury）に分類されます。そして，開放性眼外傷のうち鈍的外力による損傷（鈍的眼外傷）を眼球破裂，鋭的外力による損傷を眼球穿孔と呼びます。開放性眼外傷は，早期に治療介入されなければ視力の喪失や低下につながりかねない，レッドフラッグを示す疾患なのです。

・全層性損傷である開放性眼外傷は緊急でコンサルトすべき眼外傷！
・開放性眼外傷には，眼球破裂と眼球穿孔がある！

2. 一晩待てない，開放性眼外傷を見抜くポイント

(1) 病歴聴取

▶ まずは，受傷機転（いつ，どこで，何によって，どのように）から鈍的眼外傷のリスクを正確に評価しましょう。開放性眼外傷では，鈍的外力による眼球破裂よりも，飛来異物や鋭利な異物による眼球穿孔のほうが頻度が高いです。本症例のような鈍的眼外傷だけではなく，鉄粉が飛んできたり，枝が刺さったりしたなどの病歴は眼球穿孔を疑いましょう。

▶ また，眼球破裂は野球やテニスなどの，比較的小さなボールを用いる競技において特にリスクが高く，眼窩口よりも小さな物体による眼への直接的な打撲でリスクが高くなります[2]。

(2) 症状・臨床所見[3]

▶ 眼球破裂を疑う所見として，眼球内容物の露出（図2），著明な結膜浮腫，視力障害，いびつな瞳孔（特に涙状）がないかを評価しましょう。また，房水が流出して「温かい涙が出る」と訴えて来院することもありますが，これも眼球破裂を疑う症状です[4]。

▶ 眼球破裂が疑われる場合，受傷眼に余計な圧力をかけないよう意識しましょう。むやみに押さえて眼圧を測ることは避けます。眼圧低下も眼球破裂を示唆する所見ですが，診察初期に眼球破裂が強く疑われる場合は，眼圧測定を行うべきではありません。眼瞼の腫脹が強くても，開眼器を用いて観察を試みる努力が必要ですが，眼球破裂が疑われる場合には慎重に行いましょう。

▶ また，相対性求心性瞳孔反応欠損（relative afferent pupillary defect；RAPD）（2章6参

照）の確認は，眼球破裂に伴う硝子体出血や，網膜剝離，視神経損傷などの診断に役立ち，意識障害があって視力を評価できない場合にも有用です。

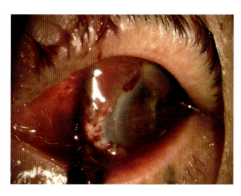

図2　開放性眼外傷の眼球所見
眼球内容物の露出を認める
（広島大学視覚病態学よりご提供）

(3) 画像検査

▶眼球破裂が疑われる場合，そして眼内異物を疑った場合は1mmスライスの単純眼窩CTが推奨されます（**図3**）[1]。画像所見では，眼球の球体に歪みがないかを確認する必要があり，一般的な軸位断（axial view）のみではなく，冠状断（coronal view）や矢状断（sagittal view）も併せて確認しましょう。本症例でも，axial viewよりも，coronal viewのほうが歪みをはっきりと認知しやすい症例でした。

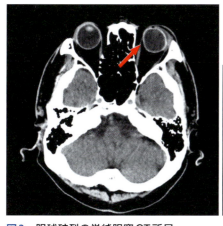

図3　眼球破裂の単純眼窩CT所見
冠状断でより眼球の球体の歪みが鮮明にわかる
（文献1より引用）

▶しかし，CTの感度と特異度はそれぞれ75％，93％と報告されており[5]，CTだけで眼球破裂を完全に除外することはできません。

▶眼球エコーでは，レンズの位置異常，硝子体出血，網膜剝離，球後出血，眼内異物，後部硝子体剝離などの診断が可能です。ですが，エコーの際には，通常より多めのゼリーを使用し，プローブが直接眼瞼に触れないよう慎重に実施する必要があるため，非専門医にはハードルが高いと思います。無理に実施せず，眼科に評価を依頼しましょう。

> **これがあったら緊急！**
> - 鈍的眼外傷の病歴＋眼球内容物の露出，著明な結膜浮腫，視力障害，いびつな瞳孔（特に涙状）
> - CTで眼球の球体に歪みがある
> ➡ 眼球破裂の可能性あり！

3. 一晩待てない，開放性眼外傷を疑ったら──コンサルトのタイミングと要点

▶ 鈍的眼外傷のアプローチのフローチャートの一例を紹介します（図4）[1, 2]。キーワードでまとめると，明らかな眼球破裂，球後出血（眼球突出），RAPD陽性，視力低下，明らかな眼圧の変化は緊急で眼科を即日コンサルトすることが必要です。

▶ コンサルトした後は，患者が眼を擦ったりして眼球に圧力をかけないよう，直ちに眼球を保護しましょう。金属製の保護眼帯があればそれを使用し，なければ普通の眼帯やガーゼで眼を覆います。眼球を圧迫してしまう懸念があるため，眼帯やガーゼはゴムではなくテープを用いて軽く止めましょう。また，保冷剤などで眼を押さえる行為も禁忌となります[6]。

▶ 眼の保護に加えて，眼圧が上がってしまうような疼痛や，嘔吐は可能な限り対応します。患者の頭を高くし，必要に応じて鎮痛薬や制吐薬を投与しましょう。また，眼内炎の予防のため，ブドウ球菌，グラム陰性菌，緑膿菌，嫌気性菌をカバーする広域抗菌薬（タゾバクタム・ピペラシリンなど）の予防投与および，破傷風トキソイドの投与が推奨されます[7]。

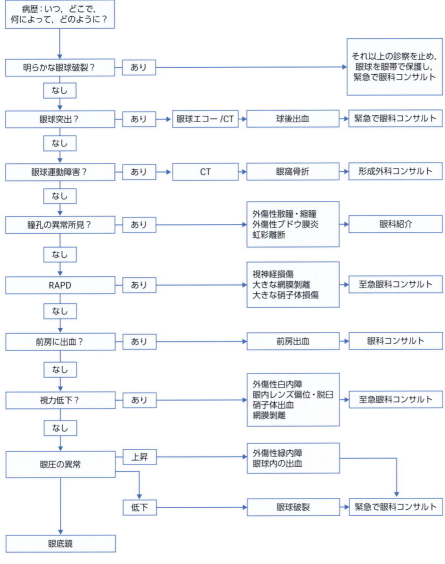

図4 鈍的眼外傷に対するアプローチ　　　　　　　　　　　　　　　　　（文献1, 2より改変）

◀ 文献 ▶

1) EM Alliance：EMA症例61：5月症例.
   https://www.emalliance.org/education/case/syourei61
   https://www.emalliance.org/education/case/syourei61kaisetsu
2) Alteveer J, et al：Emerg Med Pract. 2010；12(5)：1-24.
3) Bord SP, et al：Emerg Med Clin North Am. 2008；26(1)：97-123, vi-vii.
4) Paterson R, et al：Wilderness Environ Med. 2014；25(4 Suppl)：S19-29.
5) Marx J, et al：Rosen's Emergency Medicine – Concepts and Clinical Practice. 8th ed. WB Saunders, 2013.
6) 石岡みさき：ジェネラリストのための眼科診療ハンドブック. 第2版. 医学書院, 2019.
7) Li X, et al：J Emerg Trauma Shock. 2015；8(4)：216-23.

第2章

8 眼窩底骨折（外眼筋の絞扼を伴う）

眼科

Learning Point

- 鈍的眼外傷の病歴では，常に眼窩底骨折の可能性を考慮する！
- 複視や視力低下，眼球運動障害（特に上方），眼球運動痛，迷走神経反射に伴う悪心や嘔吐などは一晩待てない眼窩底骨折を疑うサイン！
- 下直筋が嵌頓して複視があれば，逸脱・陥入を疑う迷走神経反射（嘔吐・徐脈など）の有無が重要！下直筋の逸脱・陥入があれば，即日緊急手術！

症例

▶ 12歳男児。土曜日の午後，部活動のバスケットボールの練習中に左眼にボールが直撃し受傷。痛みが続くためコーチに連れられて救急外来を受診した。

評価と対応

▶ 来院時，眼周囲は腫れており，詳細に評価はできないものの，指数弁は保たれているが複視を認めた。アセリオ®を点滴しつつ撮影した頭部CTでは，頭蓋内病変はなく，副鼻腔に液体貯留および鼻骨骨折を認めた。眼球には明らかな損傷はなさそうだった。

経過

▶ アセリオ®投与後も眼球運動時の痛みは続いており，嘔吐も認めた。改善に乏しいため眼科にコンサルトすると，CT所見で眼窩下壁骨折および下直筋の嵌頓および逸脱・陥入を認め（図1）[1]，受診当日に緊急手術が行われることとなった。

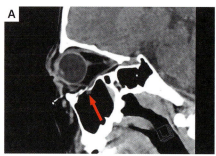 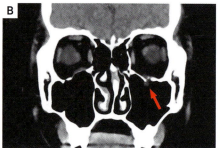

図1 左眼窩下壁閉鎖型骨折
12歳，男児，CT所見
A：下直筋が嵌頓している（矢印）
B：眼窩内の下直筋の消失を認める（missing rectus sign：矢印）

（文献1より転載）

> 診断は眼窩底骨折の中でも緊急性の高い，下直筋の逸脱・陥入を認める眼窩底骨折だった……！

1. 見逃してはならない，眼窩底骨折とは

▶眼窩底骨折は眼球破裂と同様，ウォークインとして受診する頻度の高い外傷のひとつです。眼窩吹き抜け骨折とも呼ばれ，眼球や筋肉などを含む眼窩という空間に前方からの拳やボールなどにより外傷を受けると，圧力が上昇し骨折をきたします[2]（図2）。頻度としては下壁の骨折が最多で，その次に内側壁の骨折も好発します。特に下壁の骨折は，骨折部に外眼筋のひとつである下直筋が嵌頓あるいは逸脱・陥入することもあり，時に高度な複視を伴います。手術による解除が遅れてしまうと視機能に障害をきたしかねません。眼窩底骨折の中でも，高度の複視を伴い，骨折により外眼筋が眼窩外へ突出している場合は，緊急で治療を要するレッドフラッグであることを認識しておきましょう。

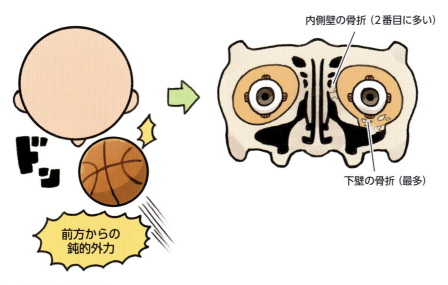

図2 眼窩底骨折の病態

- 眼窩底骨折の中でも，高度の複視を伴い，骨折により外眼筋が眼窩外へ突出している場合はレッドフラッグを示す病態！
- 早期治療しなければ視機能を喪失しかねない，緊急性の高い外傷である！

2. 一晩待てない，眼窩底骨折を見抜くポイント

(1) 病歴聴取

▶ まずは，受傷機転（いつ，どこで，何によって，どのように）を確認しましょう。眼窩口よりも大きな物体（サッカーボールのようなサイズの大きいもの）の眼部への直撃や，交通事故で生じるケースが多いです[3]。顔面外傷や頭部外傷などを疑う病歴に合併していることも多いため注意しましょう。

▶ 好発年齢としては小児が多いとされており，成人の場合は粉砕するため筋肉が挟み込まれにくい一方，小児は骨が柔らかいので嵌頓しやすいことが原因とされています[4]。

(2) 症状・臨床所見[2]

▶ 眼窩底骨折を疑う，鼻出血や眼瞼気腫（鼻をかんだら瞼が腫れる），眼球運動障害，複視，眼球後退，眼球陥凹，眼球運動痛などの所見を確認しましょう。中でも，下直筋の逸脱・陥入による上方注視障害は有名です。眼瞼が腫脹して眼球運動や視力の評価ができない場合は，開瞼器を用いて眼球の評価を試みますが（4章1参照），眼球破裂などの眼外傷のリスクもあるため愛護的に実施します（2章7参照）。

▶ また，下直筋などの外眼筋が逸脱・陥入した閉鎖型骨折の場合，迷走神経反射に伴う悪心や嘔吐も認める頻度が高くなります。これらの症状は，特に眼球運動障害がある場合や複視が不明瞭な場合の評価に有用であるとされています[5]。下直筋の逸脱・陥入は眼窩底骨折の中でも，最も緊急度が高いレッドフラッグを示す病態なので，迷走神経反射を疑う症状があれば非常に危険だと認識しましょう。

> **これがあったら緊急！**
> - 高度の複視，視力低下，眼球運動障害（特に上方），眼球運動痛は下直筋の嵌頓を疑う
> - 中でも，迷走神経反射（悪心や徐脈）があれば，下直筋の逸脱・陥入の可能性が高く，特に緊急性が高い眼窩底骨折（中でも下壁）を疑う！

(3) 画像検査

▶ 眼窩底骨折が疑われる場合，1mmスライスの単純眼窩CTでの評価が重要です。CT画像診断では特に冠断が有用なことが多く，眼窩内容物の下壁から上顎洞への逸脱の様子がわかりやすいのが特徴です。特に下壁骨折の際に起こる下直筋の逸脱・陥入は複視の原因となるレッドフラッグを示す所見なので必ず評価しましょう。また，内側壁の骨折では内側直筋の逸脱の有無・眼窩気腫の有無を確認します。

> **これがあったら緊急！**
> 眼窩下壁骨折のうち，CT画像で
> - 眼窩内容物の露出および眼球陥凹がある場合
> - 下直筋の逸脱・陥入を認めている場合

・眼球破裂を伴う場合

3. 一晩待てない，眼窩底骨折を疑ったら──コンサルトのタイミングと要点

▶ここまでの評価でレッドフラッグを示す所見があれば，急いで専門科にコンサルトしましょう。眼窩底骨折の治療は眼科，耳鼻咽喉科，形成外科で行われており，施設によって担当する科が異なります。中でも，<u>下直筋が逸脱・陥入している閉鎖型骨折は緊急手術が必要であり，直ちに治療にあたっている診療科にコンサルト</u>を行います。加えて，眼窩底骨折を起こすほどの眼球打撲では眼球自体の損傷も考慮する必要があるため，眼球破裂の可能性があれば（2章7参照），眼科へのコンサルトも合わせて実施しましょう。

◀文献▶

1) 加藤桂子：レジデントノート．2023；24(17)：2916．
2) Ahmad F, et al：J Craniofac Surg. 2006；17(3)：438-41．
3) Alteveer J, et al：Emerg Med Pract. 2010；12(5)：1-24．
4) Neinstein RM, et al：J Plast Reconstr Aesthet Surg. 2012；65(7)：869-74．
5) Firriolo JM, et al：J Craniofac Surg. 2017；28(8)：1966-71．

◀参考▶

▶ Mehmood N, et al：Pediatr Emerg Care. 2021；37(12)：e1731-2．

第2章

9 アルカリ眼症

眼科

Learning Point

- 目に異物が入ったという病歴では，アルカリ眼症をきたしうる異物でないかをまず確認！
- アルカリ眼症を疑った時点で眼科に緊急コンサルト！ 到着を待ちながら眼球の洗浄を開始！
- 洗浄の前に眼表面麻酔をし，洗浄後は異物がないかをチェック！

症例

▶ 特に既往のない60代男性。平日の日中，畑仕事中に，農薬が目に入ってしまった。しばらく様子をみていたが，目の痛みが続くため夜間に来院した。

評価と対応

▶ 目を確認すると結膜は真っ赤で，涙が止まらず痛みを訴えていた（図1）。感染を防ぐために抗菌薬の点眼を処方しようと考えたが，痛みが強いため，適切な点眼薬がないか眼科にコンサルトすることに。

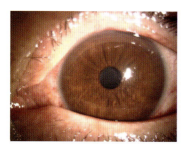

図1　眼球所見
（広島大学視覚病態学よりご提供）

経過

▶ 緊急性が高いため，到着するまでに目を洗うよう指示されたが，慣れない処置にあたふた……。10分後に到着した眼科の医師によって尿試験紙でpHが測定され，アルカリ眼症と診断された。そのままpHが中性化するまで入念に洗浄が行われ，今後は眼科でフォローしてもらうこととなった。

診断はアルカリ眼症だった……！

1. 見逃してはならない，アルカリ眼症とは

▶眼科領域の受診理由のうち，「目に物が入った」という訴えは10％程度と言われています[1]。この中でも特に重要なのが，眼化学外傷です。眼化学外傷とは，酸性またはアルカリ性物質による角膜障害のことで，これらが疑われる，もしくは診断された場合には早期の処置が必要です。

▶眼化学外傷の原因物質では，特にアルカリ性物質による外傷（アルカリ眼症）の緊急性が高いとされています[2]。酸性物質による外傷は組織への浸潤が少ないとされる一方で，アルカリ性物質は組織内への浸透が早く，進行性に深部まで波及しやすいためです。アルカリ性物質が目の中に入った場合は，わずか5～15分で白内障の形成，毛様体帯・網膜の損傷など不可逆的な眼内損傷を引き起こす可能性があると言われており[3]，失明を防ぐためには急いで洗浄をはじめとする治療が必要です。

- 目に物が入ったという病歴で緊急性が高いのが，眼化学外傷
- 特にアルカリ性物質は緊急性が高い

2. 一晩待てない，アルカリ眼症を見抜くポイント

▶アルカリ眼症の症状としては，視力低下，眼痛，流涙があります。そのほか，結膜の充血や角膜のびらんも視診で評価できる特徴的な所見とされていますが，眼科専門医でも肉眼的所見による眼の損傷の評価は難しいと言われています。多くの場合，詳細な評価にはフルオレセイン染色を併用した細隙灯顕微鏡での観察が必要となります（図2）。

▶そのため，非専門医がアルカリ眼症を疑うポイントは，アルカリ眼症を引き起こす可能性のある異物の可能性はないかを入念に病歴聴取することに尽きます。では，どのような物質がアルカリ眼症を引き起こすのでしょうか？ アルカリ眼症をきたしうる身近なアルカリ性物質を表1[4]にまとめてみました。

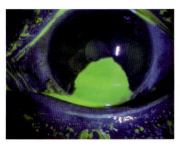

図2 アルカリ眼症のフルオレセイン染色所見
図1と同様の症例の染色所見である
（広島大学視覚病態学よりご提供）

表1　アルカリ眼症をきたしうる身近なアルカリ性物質

- 石灰・セメント（コンクリートやモルタル）
- 肥料
- 農薬
- 家庭用洗剤（カビ取り剤・トイレ用洗剤など様々）
- 一部の毛染め液・除毛剤
- 冷却溶媒
- 一部のシャンプー（弱アルカリ性程度ではあるが）

（文献4より作成）

▶ 洗剤などはイメージがつきやすいと思いますが，肥料や農薬がアルカリ眼症の原因となるというのは，見逃されがちです。目の中に**表1**に該当する異物が入ったという病歴がある場合は，必ずアルカリ眼症を考慮し，すぐに洗浄をはじめとする初期対応を開始しましょう。

▶ また，電話相談の時点でアルカリ眼症を疑う場合は，お風呂場で目の周りを含めてシャワーで15分ほど洗浄してから来院するよう伝えると，早期にアルカリ性物質を眼球から洗い流すことができます。

- アルカリ眼症の肉眼的所見の評価は難しい
- 視力低下や眼痛，流涙の症状と，アルカリ性物質が目に入った病歴がわかった時点ですぐにコンサルトし，洗浄をはじめとする初期対応を開始

---

3. 一晩待てない，アルカリ眼症を疑ったら──コンサルトのタイミングと要点

▶ 眼化学外傷は眼洗浄が最初かつ最大の治療であるため[2]，非専門医であっても眼化学外傷の認識方法と眼洗浄の正しい手法は習得しなければなりません。実施すべき初期診療を以下にまとめました[5]。眼洗浄をしながら専門科の到着を待ちましょう。

（1）眼球表面のpHのチェック

▶ 尿試験紙のpHが測定できる部分を，目に触れるように切って，もしくは折って使います[6]。試験紙を折る場合はしっかりと折ってから接触させましょう。これを直接目にあてるのは患者も怖く感じてしまうので，下眼瞼をしっかりと引き下げて，この粘膜や溜まった涙液にあてるようにしましょう（図3）。切断面の辺縁を丸く切っておくと，より優しいですね。

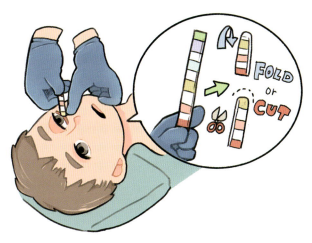

図3　尿試験紙を用いた眼球表面のpH測定

(2) 眼球表面の洗浄

▶アルカリ眼症で大切なのは，いかに眼球をしっかりと洗浄するかです．洗浄する前に表面麻酔をし，目をしっかり開けることが必要となります．詳しい方法は4章1「眼表面麻酔・眼瞼の反転・開瞼器の使い方」を参考にして下さい．

▶開瞼器がない場合は，<u>洗浄液が反対側の目に入らないように，洗いたいほうに少し頭を傾けましょう</u>．生理食塩水を目にかけながら，目だけで上下左右を見るように指示し，目を動かしてもらいながら洗浄を進めていきます．そして結膜の裏には，異物が残りやすいので，一度上眼瞼と下眼瞼を反転させて再度洗浄しましょう（図4）．

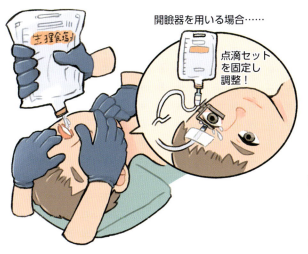

図4　眼球表面の洗浄
開瞼器がない場合は患眼のほうに頭を少し傾ける．開瞼器がある場合は点滴セットを用いて持続的に洗浄も可能

▶開瞼器を使用できる場合も，患者にしっかりと上下左右に目を動かしてもらうよう指示しながら洗浄を続けましょう．点滴セットを用いて持続的に洗浄することも可能です．

▶点滴セットをおでこの上にテープで固定し，患者の顔の角度に応じて適切な位置にガーゼなどを用いて調整しましょう．点滴の速度はポタポタと滴るぐらいの速度が最適です．この状態で患者に目を動かしてもらいながら，左を見てもらったり，目を閉じてもらったりしながら持続的に洗浄します（図4）．

▶500mLをpH確認の目安とし，pHが中性（7〜7.5）の範囲に入るまで洗浄を続けましょう．洗浄には1時間以上を要することも珍しくありません．少なくとも15分間，可能であれば30分以上行うことが推奨されています[2]．

(3) 異物の確認と除去

▶洗浄を終了したのちに異物が眼表面に残っているかを確認します．異物が残っている場合，結膜（白目や眼瞼の部分）であれば，濡らした綿棒やピンセットで除去しましょう[3]．上眼瞼の裏には異物が付着しやすく見逃しやすいため，反転して確認する必要があります（図5）（4章1参照）．異物を1つ見つけたら，それ以外にもないか入念に確認しましょう．

▶また，角膜（黒目）に鉄粉などの異物が残っている場合（図6）は，角膜でも結膜でも，綿棒や洗浄で除去できないなら，深追いせず，なるべく早期（24時間以内）に眼科にコンサルトしましょう．また，鉄粉などの異物は開放性眼外傷（2章7参照）のリスクもあるため，こちらの評価も必要です．

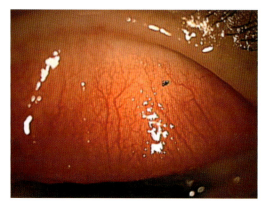

図5　結膜異物
多くは上眼瞼結膜にみられるため結膜を反転すること
（県立広島病院眼科 湯浅勇生先生よりご提供）

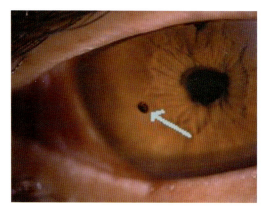

図6　角膜異物（鉄粉）
白矢印：鉄粉　（県立広島病院眼科 湯浅勇生先生よりご提供）

◀文献▶

1) Channa R, et al：JAMA Ophthalmol. 2016；134(3)：312-9.
2) Dua HS, et al：Eye (Lond). 2020；34(11)：2001-19.
3) Philip Buttaravoli, 他：マイナーエマージェンシー 原著第3版. 大滝純司, 監, 齊藤裕之, 編. 医歯薬出版, 2015.
4) 臼井正彦, 編：眼科診療プラクティス15 眼科救急ガイドブック. 文光堂, 1995.
5) Ikeda N, et al：Ophthalmologica. 2006；220(4)：225-8.
6) Iyer G, et al：Ocul Surf. 2019；17(2)：179-85.

第2章

10 上腕骨顆上骨折

整形外科

Learning Point

- 小児が肘を伸ばして手をついた受傷機転の上肢痛は，緊急性が高いと考える！
- 緊急性の高い骨折は，P：pulse（脈の触知），M：motor（運動障害の有無），S：sensory（感覚障害の有無）で見抜く！
- 骨折は経時的な症状のフォローが大切！　帰宅後に増悪すればすぐに連絡してもらうよう十分に説明する！

症例

▶ 日曜日の午後，サッカー中に転倒した12歳男性が，左肘の痛みと動かしにくさを訴えて保護者に連れられて来院した。

評価と対応

▶ 左肘は腫脹し，圧痛を認めた。骨折を疑いシーネ固定をして，X線検査を実施したところ，X線画像では上腕骨の遠位部に骨折を認めた（図1）。明らかな手指の麻痺もなかったため，翌日整形外科に行ってもらうよう説明し，帰宅の方針とした。

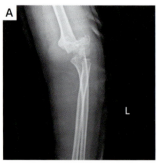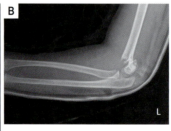

図1　来院時の肘関節X線所見
A：正面像，B：側面像
（自験例，許可を得て掲載）

経過

▶ 帰宅の準備中に，手のしびれと動かしにくさが増悪しているとの訴えあり。整形外科にコンサルトしたところ，神経障害の出現した緊急性の高い上腕骨顆上骨折と診断され，緊急手術の方針となった。

診断は神経障害を伴う緊急性の高い上腕骨顆上骨折だった……！

1. 見逃してはならない，一晩待てない骨折とは

▶骨折は外科系当直においてよく遭遇する外傷です。通常，多くの骨折は命に直結するものではなく，外固定（シーネや三角巾）を施し帰宅させることが可能です。しかし，中には急いで整形外科にコンサルトし，治療をすべき緊急性の高い骨折も存在します。その一例が上腕骨顆上骨折です。

▶上腕骨顆上骨折は，上腕骨の遠位部に該当する，小児の肘周辺骨折の中で最も頻度が高い骨折です。特に5〜7歳の小児に多くみられ，その発生原因の大部分は転倒や転落によるものです。FOOSH（fall on an outstretched hand，肘を伸ばし手のひらをついて体を支える姿勢）で転倒するというのが典型的な受傷機転です[1]。小児がFOOSHの受傷機転で上肢を痛がっている場合は，この骨折やMonteggia骨折（2章11参照）などの緊急性が高い骨折が潜んでいる可能性が高いと，気を引き締めて診療にあたりましょう。

▶上腕骨顆上骨折は，以下の理由で緊急性が高い骨折です。ひとつは骨折部近くには上腕動脈や正中神経，尺骨神経，橈骨神経が走行しており，これらが損傷するリスクがあるためです。神経障害は全体で10〜20％に生じると言われています[2]。また，高度な軟部組織の損傷により，コンパートメント症候群（2章13参照）を併発することもあります。

▶いずれの場合も緊急手術が必要となる可能性が高いため，疑った場合には，躊躇なく整形外科を呼びましょう。

・小児＋FOOSHの受傷機転は緊急性の高い骨折を示唆するキーワード

2. 一晩待てない，骨折を見抜くポイント

▶上腕骨顆上骨折をはじめとする，整形外科がすぐに対応すべき緊急性の高い骨折の特徴を理解しましょう。具体的には以下のような骨折が該当します。

【以下に該当する緊急性の高い骨折は，すぐに整形外科にコンサルト！】[3〜5]
・開放骨折（2章14参照）
・脱臼骨折（2章12参照）
・骨折＋神経障害
・骨折＋循環障害
・骨折＋コンパートメント症候群
・大きな転位を伴う骨折（今後上記のような骨折に進展する可能性あり／受傷早期に整復しなければ後日の整復が困難になる可能性がある）

▶これらを見抜くために，覚えやすく実施しやすい身体診察のキーワードは，PMSです[5]。PMSは，Pulse（脈の触知），Motor（運動障害の有無），Sensory（感覚障害の有無）のそれぞれの頭文字をとった言葉です。これらの項目を評価し，左右差がないかを必ず確認しましょう。

（1）P：pulse（脈の触知）

▶上肢では橈骨動脈と尺骨動脈，下肢では足背動脈と後脛骨動脈の拍動を触診で確認します（図2）[5]。脈の触れに左右差があれば，その時点で異常ありと判断し，急いでコンサルトしましょう。両方とも触れにくく，触診に自信が持てない場合はエコーによるカラードプラ検査で客観的に左右差をみます[6]。文献によってはパルスドプラの数値で異常を判断する場合もありますが[7]，専門性も高いので，カラーの見え方に左右差がないかを確認できれば十分でしょう。そして，血流障害を示唆する毛細血管再充満時間（capillary refill time；CRT）の延長（2秒以上）がないか，パルスオキシメーターでSpO_2が測定できるかなども参考になります[8]。

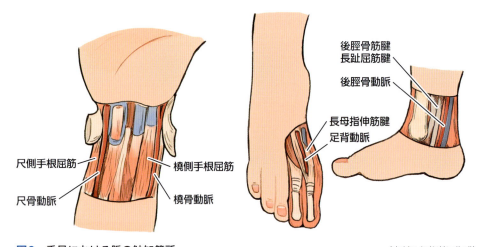

図2　手足における脈の触知箇所　　　　　　　　　　　（文献5を参考に作成）

（2）M：motor（運動障害の有無）

▶それぞれの神経の運動を意識して診察できればベストですが，覚えて評価するには知識と経験を要するので，上肢であれば，まずは「グーチョキパーができるか」を確認します（図3）。上腕骨顆上骨折においては，肘関節をまたがない筋肉で評価することで，動かしたときの痛みがないため，より効果的な評価と言えます。下肢であれば「足首がパタパタできるか」を評価しましょう。

▶運動障害の評価における注意点は，腱断裂や筋挫傷でも手足は動かなくなるので，神経損傷なのか腱断裂なのか判別が難しいところです。また，動かそうとすると痛みで動かせないこともあります。動きがおかしい時点で相談するというスタンスで問題ありませんが，次に説明する感覚障害も併せて評価すると，より神経障害による運動障害ら

しさを評価することができます。

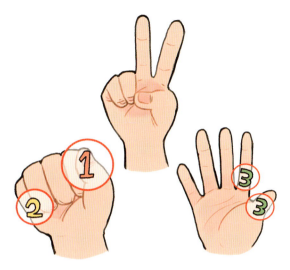

図3　運動障害の評価
グーチョキパーができるかで損傷した神経を推定できる。それぞれの神経固有の運動を評価する。1：橈骨神経，母指の伸展　2：尺骨神経，小指・環指の遠位指節間関節（DIP関節）を曲げる（特に握り込みや指の閉じ方）　3：正中神経，母指の対立運動（親指を示指や小指に近づける動き）

（3）S：sensory（感覚障害の有無）

▶知覚領域は複合した神経に支配されている部分も多いので，それぞれの神経の固有知覚領域を参考にしましょう（図4）。pin prick testと呼ばれる，注射針の先で触診しつつ，皮膚の知覚の左右差を確認する方法があります。固有知覚領域を意識したプレゼンができるのが理想ではありますが，右手の手背の第1〜2指は感覚鈍麻があるといったように表現できれば十分でしょう。

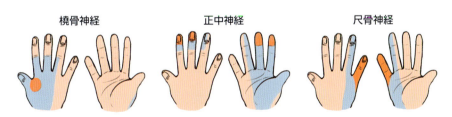

● 固有知覚領域
● 知覚領域

図4　それぞれの神経の固有知覚領域

▶また，化学療法中や重度の糖尿病の場合など，もともと感覚障害があり評価が難しいこともあります。健側との左右差がない感覚鈍麻は，普段からこの症状があったかも併

せて確認しましょう。

【学びを深める〜上腕骨顆上骨折の見逃せないサイン，pucker signとは？】[3]

　骨折の評価には，もちろん外観の評価も重要です。上腕骨顆上骨折は関節過伸展位での転落による伸展変形がほとんどであり，図5左のようにS字状変形をきたします。

　そして，神経血管損傷のリスクが高いとされるpucker signは是非知っておきましょう。puckerとは「しわ，ひだ」を意味する言葉で，骨片の上腕筋貫通による前方の皮膚のくぼみのことです（図5右）。近位骨片の断端が，上腕筋を貫いて皮下組織まで到達することで生じます。皮下出血を伴っている場合も多いです。少し屈曲すると，皮膚が引っ張られくぼんでいるのが確認できます。骨折のシーネ固定の前に，徒手整復を試みるケースもありますが，pucker signを認める場合は，骨折部に神経や血管を巻き込んでいる危険性が高いため，徒手整復を避け整形外科に整復を依頼するほうが無難でしょう。

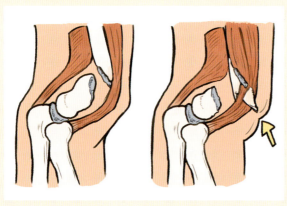

図5　pucker sign
黄矢印がpucker sign　　　　　　　（文献3を参考に作成）

3. 一晩待てない，骨折を疑ったら──コンサルトのタイミングと要点

▶上腕骨顆上骨折をはじめとする，緊急性の高い骨折の場合は早期に整形外科に整復や手術を依頼しましょう。必要に応じて，CTなどの追加の画像検査をしながら到着を待ちます。

▶緊急性の高い骨折に該当しない骨折であれば，シーネ固定をして（4章5参照），翌日整形外科を受診するよう指導すれば大丈夫です。帰宅させる場合は，痛みやしびれなどの症状が悪くなったらすぐに電話で相談してもらうよう本人や家族にしっかりと伝えます。前腕や下腿の骨折は時間経過でコンパートメント症候群に進展しうるので，注意しましょう。

◀文献▶

1) Zorrilla S de Neira J, et al：Int Orthop. 2015；39(11)：2287-96.
2) Joyce KM, et al：J Hand Surg Eur Vol. 2024；49(4)：483-9.
3) 野間未知多：整復前後にするべきこと：血行・神経評価．当直で役に立つ！ シーネ・ギプス固定の基本 虎の巻．福島成欣，編，日本医事新報社，2021，p13-9.
4) 今谷潤也：小児の上腕骨顆上骨折．レジデントのための整形外科診療 上肢．今谷潤也，編，日本医事新報社，2023，p229-40.
5) 松原知康，他，監：マイナーエマージェンシー はじめの一歩．メディカル・サイエンスインターナショナル，2023.
6) Storch K, et al：Medicine (Baltimore). 2022；101(19)：e29258.
7) Feliciano DV, et al：J Trauma. 2011；70(6)：1551-6.
8) Kwasnicki RM, et al：J Plast Reconstr Aesthet Surg. 2022；75(9)：3182-9.

第2章

11 脱臼骨折（Galeazzi 骨折）

整形外科

Learning Point

- 小児×FOOSH（fall on an outstretched hand）の受傷機転は緊急性の高い骨折の可能性が高い！
- 明らかな骨折線を見つけても，複数の箇所が折れている可能性もあるため安心しない！
- 前腕や下腿の骨折では，必ず骨折部上下の関節を含めた画像検査をオーダー！

症例

▶ 金曜日の夕方5時半頃，12歳男児が転倒後の左手の痛みを主訴に母親とともに来院した。ジャングルジムで遊んでいたときに転落して受傷したようで，強い痛みと左手首の動かしにくさの訴えがあった。

評価と対応

▶ 来院時バイタルサインは安定しており，明らかな麻痺や血管障害，感覚障害もないと判断した。X線検査では，左橈骨の転位のある骨折を認め，シーネ固定の方針とした。

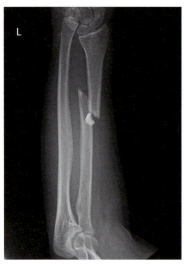
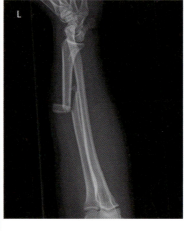

図1 来院時左前腕X線所見
（自験例，許可を得て掲載）

▶ 当日は帰宅として，しびれや麻痺が出ないか家で様子をみてもらった上で，翌日早めに整形外科を受診してもらうよう対応する方針とした。

> 経過

▶固定後,偶然通りかかった救急医がX線画像を眺め,Galeazzi骨折の可能性を指摘した(図1).脱臼骨折として整形外科に緊急コンサルトし,緊急手術の方針となった.

診断はGaleazzi骨折だった……!

1. 見逃してはならない,脱臼骨折(Galeazzi骨折)とは

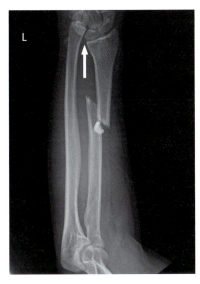

図2 Galeazzi骨折のX線所見
白矢印:遠位橈尺関節.正常より橈骨尺骨の間が離開している
(自験例,許可を得て掲載)

▶Galeazzi骨折とは,橈骨骨幹部骨折に遠位橈尺関節(distal radioulnar joint;DRUJ)の脱臼を合併した骨折です[1](図2).FOOSH(fall on outstretched hand,肘を伸ばし手のひらをついて体を支える姿勢)で転倒するというのが典型的な受傷機転です.この骨折は,骨折線が明確で転位を伴う橈骨遠位の骨折に注目しがちであり,遠位橈尺関節脱臼を見逃してしまうことがよくあります[2].

▶この脱臼を見逃してしまい,遠位橈尺関節脱臼の治療が遅れ陳旧性になってしまった場合の治療は困難で,良好な治療成績を得ることが難しいとされています[3].そのため,初診時にこの脱臼を見逃さずに適切な治療を行うことが非常に重要で,骨折の不安定性によっては受傷日即日に手術が考慮されうる,緊急性の高い脱臼骨折なのです.

2. 一晩待てない,脱臼骨折を見抜くポイント

▶Galeazzi骨折を含めた脱臼骨折を見逃す大きな原因のひとつは,明らかな骨折線を見つけた後に安心してしまうことだと考えます.一見目立つ骨折線を見つけたとしても,

67

その近傍に骨折がないか，脱臼が存在しないか確認しましょう．

▶ 中でも前腕骨折は，Galeazzi骨折に加えて，Monteggia骨折（尺骨近位部骨折に橈骨頭脱臼を伴う脱臼骨折）が存在します（図3）．こちらの骨折も，きちんと初期対応しても5～10人に1人は神経症状を認めると言われる，緊急性が高い脱臼骨折です[4]．

▶ 骨折や脱臼の評価において，重要なのは健側と比較することです．補助線などを用いた診断方法も解説されることが多いですが，非専門医としてはとにかく健側と比較して患側の骨折の違和感を探すことに注力するのが，骨折の画像読影のスキルを上げていくコツだと個人的には考えます．

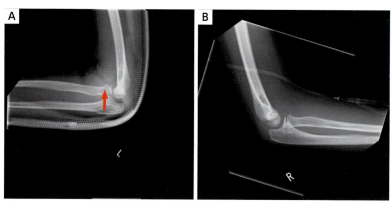

図3 Monteggia骨折
A：患側，B：健側
健側と比較すると患側は橈骨頭が脱臼しているのがわかる（赤矢印）

（自験例，許可を得て掲載）

▶ また，下腿にはMaisonneuve（メゾヌーブ）骨折（脛骨遠位骨折＋腓骨近位骨折）と呼ばれる特徴的な骨折があります（図4）[5]．足関節に対する過度な外旋力によって，下腿や足関節が回外および外旋するような，足首をひねったり階段を踏み外したりするのが典型的な受傷機転と言われています[6]．こちらも足関節のX線検査で脛骨遠位骨折を診断した後，後日撮影範囲外の腓骨近位での骨折が発見されるという見逃しが頻発しやすいです．前腕や下腿など，同じところに骨が2本ある部位に骨折するような外力が加わると，2本の骨とその間の骨間膜や靱帯が損傷したり緩んだりすることで，両者のバランスが崩れやすいことが一因と言われています[5]．前腕や下腿の場合は，必ず骨折部上下の関節を含めて画像検査をオーダーするようにしましょう．

▶ あらゆる骨折に言えることですが，X線の読影に不慣れだと感じる方は，躊躇せず健側も撮影し比較することが，骨折や脱臼を見抜くヒントになります．とはいえ，非専門医にとって各部位の骨折のX線の読影をマスターするのは大変ですよね．整形外科でなければ，X線のみでは骨折や脱臼を見抜くのが難しい症例が存在するのも事実です．そのため，骨折の診療でX線の読影よりも重要なのは，注意すべき受傷機転や好発年齢の病歴を覚えること，そして身体所見で骨折を疑えるようになることです．1つの関節で

明らかな骨折線を見つけても安心せず，その上下の関節でも必ず触診をして，痛がるところがないか確認する癖をつけましょう。そうすることで，合併損傷を見逃すリスクは格段に減ります。

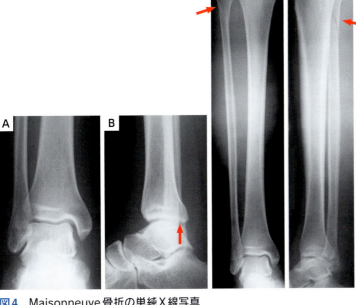

図4　Maisonneuve骨折の単純X線写真
脛骨遠位の内果骨折（B：矢印）に腓骨近位骨折（C，D：矢印）を認める
A：足関節正面像，B：側面像，C：下腿正面像，D：側面像

（文献5より転載）

【見逃しにつながるピットフォール】
・明らかな骨折線を1つ見つけて，その他の異常を評価する前に安心してしまう
　➡特に前腕や下腿の骨折では，骨折部上下の関節を含めた画像検査をオーダー
・骨折や関節脱臼のX線の読影に不慣れで，見逃してしまう
　➡健側も撮影し比較する

【学びを深める～Galeazzi骨折をX線で見抜くポイントは？】
　Galeazzi骨折を診断する上で見逃しがちなのは，遠位橈尺関節の脱臼です。よりX線での画像評価を学びたい方向けに，これらを見抜くポイントを以下に紹介します[2]。

・橈骨短縮が10mmを超える場合（骨間膜の完全な破壊を示唆）
・尺骨茎状突起基部骨折
・遠位橈尺関節の正面像での拡大
・他方の前腕と比較したときの橈尺関節遠位端の非対称性

3. 一晩待てない，脱臼骨折を疑ったら──コンサルトのタイミングと要点

▶ Galeazzi骨折をはじめとする脱臼骨折を疑った場合は，すぐに整形外科にコンサルトします．緊急手術が必要になるケースも多いので，全身麻酔のための術前検査などが必要かどうかを確認し，指示を仰いで来院まで追加検査を進めましょう．

◀文献▶

1) Eberl R, et al：Clin Orthop Relat Res. 2008；466(7)：1705-9.
2) Atesok KI, et al：J Am Acad Orthop Surg. 2011；19(10)：623-33.
3) 青木 清：症例から学ぶ！ 小児科医のための子どもの整形外科外傷．日本医事新報社，2012, p65.
4) Ring D, et al：J Am Acad Orthop Surg. 1998；6(4)：215-24
5) 窪田 誠：足関節果部骨折・脱臼骨折．救急・当直で必ず役立つ！ 骨折の画像診断 改訂版．福田国彦，他，編，羊土社，2014.
6) He JQ, et al：Orthop Surg. 2020；12(6)：1644-51.

第2章

12 脱臼骨折（肩関節脱臼）

整形外科

Learning Point

- 急に肩が動かなくなったという訴えがあれば，肩関節脱臼を疑い正面と側面，スカプラY（肩甲骨Y方向）の3方向でX線撮影をオーダー！
- 脱臼の方向は前方以外の非典型的なものではないか，必ず確認する！
- 脱臼に合併した骨折や，神経血管損傷を見逃さない！

症例

▶ 70代男性。歩行中に縁石につまずいて転倒し，右肩を床に強打。その後，肩の痛みが強く，肩を挙上できないため受診。既往歴として，若い頃スポーツで肩関節の脱臼歴がある。

評価と対応

▶ X線撮影により，肩関節の前方脱臼が疑われた（図1）。整復を試みたが，痛みが強くミダゾラム静注を使用。しかし，整復中にSpO$_2$が80％台まで低下し，バッグバルブマスク（BVM）による換気が必要となった。

経過

▶ 整復が困難であったため，整形外科にコンサルト。骨折を合併している脱臼であるため，手術室での手術による整復の方針となった。

診断は骨折を伴う肩関節前方脱臼だった……！

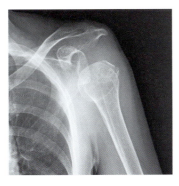

図1　来院時肩関節X線所見（正面像）
（自験例，許可を得て掲載）

1. 見逃してはならない，肩関節脱臼とは

▶肩関節脱臼は，救急外来で最も頻度が高い脱臼であり，脱臼全体の50％以上を占めます。前方脱臼，後方脱臼，下方脱臼の3種類がありますが，90〜98％は前方脱臼です[1]。脱臼は放置すると上肢の機能障害をきたすため，即日での整復が必要です。遭遇する肩関節脱臼のほとんどが前方脱臼であり，診断の後にまずは整復を試みます。しかし，上腕骨の骨折を合併している場合や，前方脱臼以外の非典型的な脱臼など，レッドフラッグを示す肩関節脱臼は整形外科による治療介入が必要です。

【これがあったら緊急！】

上腕骨の骨折を合併している場合や，前方脱臼以外の非典型的な脱臼は整形外科にコンサルト！

2. 一晩待てない，肩関節脱臼を見抜くポイント

▶本項では典型的な前方脱臼の評価を中心に説明します。

(1) 病歴

▶後方脱臼や下方脱臼は高エネルギー外傷で発生することが多いため，歩いて来院する症例は比較的稀でしょう。

(2) 身体所見

▶まず，肩関節前方脱臼を疑う身体所見として，脱臼側が健側と比較して角ばっている〔肩章サイン（図2）[2]〕，上腕が外転固定，上腕骨頭が前方から触診で触れること，などが特徴的です。脱臼を認識したら，四肢外傷の評価で重要な，PMS〔P：pulse（脈の触知），M：motor（運動障害の有無），S：sensory（感覚障害の有無）〕の所見を必ず確認しましょう。なぜなら，整復前後のそれらの所見は，今後の治療方針に大きく影響するからです。

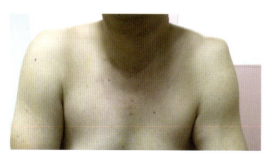

図2　肩関節脱臼（左肩）を疑う肩章サイン
（文献2より転載）

▶血管損傷は稀ですが，脱臼の2％に合併すると報告されています[3]。動脈損傷は末梢の

冷感や橈骨動脈の触れが弱いこと，腋窩の血腫で評価しましょう。側副血行路が存在すると発症直後は末梢循環が保たれる場合があるため，時間経過での変化を確認します。
▶神経損傷は45～48％の頻度で生じると報告されています[4]。肩関節の運動については，疼痛で挙上を阻害される場合も多く，受傷直後に正確な診断を行うことは困難です。そのため，感覚障害などの神経損傷を疑う所見を確認しましょう。腋窩神経が最も障害されやすく，肩の外側の感覚低下がみられます。腕神経叢損傷は比較的少ないものの，脱臼状態で肘を屈曲したり，肘・手首を伸展した状態で外転・内旋などを加えることで神経束の損傷を引き起こすことがあるという報告もあります[4]。

(3) 画像診断

▶肩関節のX線撮影では，正面と側面，スカプラY（肩甲骨Y方向）の3方向を撮影し，スカプラYで関節窩より前方に骨頭が転位していることを確認しましょう（図3）[2]。おそらくX線でわかりにくいのは，後方脱臼や骨折を伴う場合です。その場合は追加でCTを施行します。CTでは脱臼に合併しやすい上腕骨外科頸骨折や上腕骨大結節骨折がないか，必ず確認しましょう。

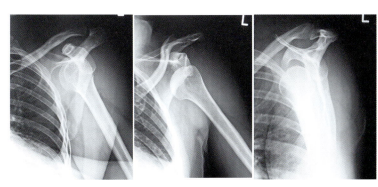

図3　肩関節脱臼のX線所見　　　　　　　　　　（文献2より転載）

【これがあったら緊急！】
・画像検査による上腕骨外科頸骨折や上腕骨大結節骨折の合併
・前方脱臼以外の肩関節脱臼

▶また脱臼時に上腕骨と肩甲骨がぶつかることで生じる，上腕骨頭後方外側の凹み（Hill-Sachs lesion）（図4，黒矢印）や関節窩下方前縁の損傷（Bankart lesion）（図4，白矢印）は，肩関節脱臼の代表的な合併症です[5]。肩関節脱臼を繰り返している場合，Hill-Sachs lesionは54％，Bankart lesionは約73％で発生すると報告されています[4]。これらがみられる場合は，頻回に脱臼を合併していることを示唆しており，整復の難易度が低い場合が多いため，非専門医による整復を試みるひとつの目安となるでしょう。で

すが，Bankart lesionの存在は再脱臼のリスクにもなるため，整復が成功しても必ず翌日に整形外科に診察してもらいましょう。

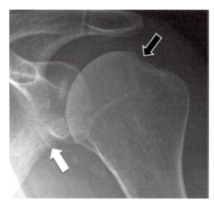

図4 Hill-Sachs lesion（黒矢印）とBankart lesion（白矢印）
（文献5より改変）

3. 一晩待てない，肩関節脱臼を疑ったら——コンサルトのタイミングと要点

▶ レッドフラッグのない肩関節前方脱臼の場合，まずは自身で整復を試みてみましょう（4章6参照）。

▶ 上腕骨外科頸骨折や上腕骨大結節骨折を伴っている場合，整復の難易度はかなり高くなります。場合によっては手術室での観血的な整復が必要になることもあります。整復時の合併症として上腕骨頭壊死を引き起こすリスクも考慮して，整復を試みる前に整形外科にコンサルトしましょう。

▶ そのほか，血管損傷や神経損傷を疑う場合，または前方脱臼以外の後方脱臼や下方脱臼の場合も無理に整復を試みず，整形外科にコンサルトしましょう。

◀文献▶

1) Bonz J, et al：Emerg Med Clin North Am. 2015；33(2)：297-310.
2) 渡部欣忍：当直でよく診る骨折・脱臼・捻挫. 日本医事新報社, 2017.
3) Stayner LR, et al：Orthop Clin North Am. 2000；31(2)：231-9.
4) Hasebroock AW, et al：Sports Med Open. 2019；5(1)：31.
5) Vande Berg B, et al：J Belg Soc Radiol. 2016；100(1)：89.

第2章
13 コンパートメント症候群
整形外科

Learning Point
- コンパートメント症候群は，骨折のない打撲はもちろん，外傷以外でも起こりうる！
- あらゆる四肢の疼痛で，鎮痛薬を使ってもまったく改善しない強い疼痛はコンパートメント症候群を考慮！
- 身体診察や筋区画内圧でらしさを見積もりつつ，経時的なフォローが必要！

症例
▶日曜日の夜，脳梗塞の既往があり抗凝固薬を内服している70歳女性が，階段から転倒時に左下腿を打撲し，疼痛が続くため当院を受診した。

評価と対応
▶来院時バイタルサインは安定しており，左下腿の腫脹と疼痛を認めた（図1）。骨折の可能性を考慮しX線検査を行ったが，明らかな骨折はみられなかった。骨折の可能性もあるが，歩行に大きな支障はないと判断されたためシーネを巻いた後いったん帰宅してもらい，翌日に近くの整形外科を受診するよう指示した。

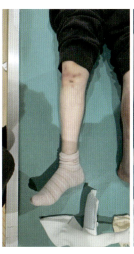
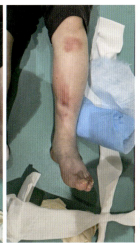

図1 来院時身体所見
（自験例，許可を得て掲載）

経過
▶帰宅後，患者の痛みが増強し足首も動かせなくなったとの連絡が家族からあった。シ

ーネを除去してみると，先ほどと比較してかなり腫脹していた．骨折の可能性がある
と念のために整形外科にコンサルト．来院した整形外科が腫れた下腿を見るやいなや，
大慌てで筋区画内圧を測定し，コンパートメント症候群と診断した．そのまま，緊急手
術の方針となった．

――― 診断はコンパートメント症候群だった……！

1. 見逃してはならない，コンパートメント症候群とは

▶画像検査を施行した後に「外傷部位に骨折はなさそうだ……」と安心する前に，常に打
撲などの外傷で注意しなければならないのが，コンパートメント症候群です（図2）．複
数の筋肉が存在する四肢は，図2のようにいくつかの筋ごとに骨，筋膜，筋間中隔など
で囲まれた区画にわけられています．この区画をコンパートメント（筋区画）と呼びま
す．骨折などの外傷が原因で筋肉組織などの腫脹が起こり，その区画内圧が上昇する
と，その中の筋肉，血管，神経などが圧迫され，循環不全のために壊死や神経麻痺を引
き起こします．これをコンパートメント症候群と呼びます．文献によっては，コンパ
ートメント症候群は発症後4～6時間に不可逆的な神経障害や筋組織の壊死に進展する
と言われており[1]，早期に診断し，治療が必要な疾患です．

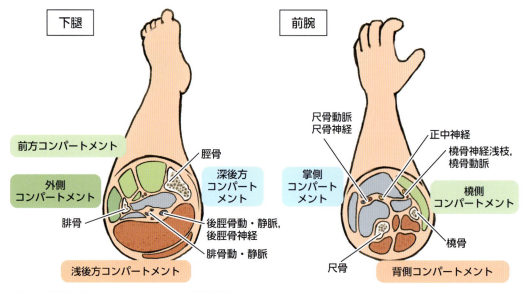

図2　下腿と前腕のコンパートメント（筋区画）

▶それぞれの筋区画が小さい下腿や前腕で好発し[2, 3]，これらの部位の外傷では特に注意
を要しますが，上腕や大腿でも発症する可能性はゼロではないので，どこでも起こりう
ると考えておきましょう．注意すべきなのは，骨折だけでなく，打撲症はもちろん，時

にはランニング，ジャンプなどの激しい運動によっても起こる可能性があるということです。四肢の痛みを訴える患者では，常にコンパートメント症候群の可能性を念頭に診療にあたる癖をつけましょう。

▶ また，開放骨折（2章14参照）の創部は文字通り開放しているため，コンパートメント症候群には進展しないと勘違いされています。しかし，開放骨折の最大10％に，急性コンパートメント症候群を発症すると言われているため，たとえ開放創があっても，急性コンパートメント症候群を発症するリスクがあることに注意しましょう[4]。

【見逃しにつながるピットフォール】
・骨折のない四肢外傷を，単なる打撲傷と過小評価してしまう
　➡四肢の疼痛をみたら，必ずコンパートメント症候群を念頭に診療を！
・運動後の下肢痛を，筋肉痛と診断しコンパートメント症候群を見逃してしまう
　➡コンパートメント症候群は下腿や前腕に好発し，外傷以外でも発症しうる

2. 一晩待てない，コンパートメント症候群を見抜くポイント

身体所見

▶ まずは，身体所見でコンパートメント症候群らしさを見抜けるようになりましょう。教科書的には5Pが特徴的な身体所見と説明されることが多いですが[5]，これらの中でも最も初期に出現するのはpain（疼痛）であり，最も感度の高い症状とされています[6]（図3）。次いでparesthesia（知覚異常），さらにparalysis（運動麻痺）が続くとされています。一方，pallor（蒼白）やpulselessness（拍動消失）は血流や神経障害が高度に進行してから顕在化する，頻度の低い遅発性症状であると言われています[7]。これらが出現する前に，いかに早期にコンパートメント症候群と判断し治療できるかが重要です。外傷の有無にかかわらず，鎮痛薬を使ってもまったく改善しないような，見た目と不釣り合いなほどの激しい安静時痛があれば，コンパートメント症候群を疑い，すぐにコンサルトします[8]。

5P
- **pain（疼痛）**
  ・安静時にも見た目と不釣り合いなほどの激しい痛み
  ・周囲関節の他動での強い疼痛
- pallor（蒼白）
- pulselessness（拍動消失）
- paresthesia（知覚異常）
- paralysis（運動麻痺）

5Pの中でも強い疼痛の症状が最も重要！

図3　コンパートメント症候群に特徴的な身体所見"5P"

▶ 難しいのは，飲酒後などで意識障害があったり，もともと認知機能の障害などがあった

りして意思疎通がとりづらい場合です。自覚症状を確認できない場合は，他覚的な所見が重要となってきます。視診では，冒頭の図1のような，張りや光沢をもったテカテカとした所見がないかを確認しましょう。そのほか，筋区画内圧測定は定量的な評価となります。これも測定できれば，整形外科へ相談するときの説得力が増すために有用ですが，必ずしもすべての施設で実施できるわけではないので必須とは考えていません。

> 四肢の特定の部分で，
> ・見た目と不釣り合いなほどの激しい安静時痛
>   例：鎮痛薬を使ってもまったく改善しない
> ・周囲関節の他動での強い疼痛
>   ➡ コンパートメント症候群の初期症状の可能性あり！

【学びを深める〜筋区画内圧測定の方法とは？】

下腿のコンパートメント症候群を例に解説します。重要なのは，解剖を確認してそれぞれの筋区画を意識すること（下腿は図2の4区画），そして穿刺の際に損傷する可能性がある血管や神経を意識することです。圧の測定はAラインの回路を用いて，穿刺針は18Gを選択しましょう。

まずは，腓骨頭と外果を触れて，それぞれを結んだ直線をマーキングします（図4，黒矢印）。この直線上に腓骨があり，腓骨頭の遠位からは図4の赤矢印のように神経が回り込んでくるので，それより下が穿刺のポイントです。腓骨頭を基点として，2横指以上離れた箇所に針をゆっくり挿入します。ここから前方に針を刺し直すと，浅い部分で外側区画の圧を測定でき，深く挿入すると前方区画の圧を測定できます。

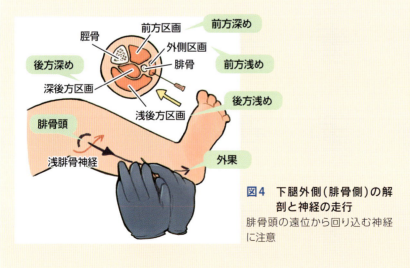

図4　下腿外側（腓骨側）の解剖と神経の走行
腓骨頭の遠位から回り込む神経に注意

次に，針を腓骨にあて，後方に向けて再挿入します。浅い部分で浅後方区画の圧が

測定でき，深い部分で深後方区画の圧が測定できます．注意点としては，深後方区画の測定は腓骨側だと難しいこともあるため，腫脹が強く腓骨の位置がわかりにくい場合や，自信がない場合は脛骨側の後方から脛骨にあてながら添わせるように穿刺して測定しましょう．内圧上昇の判断基準は以下の通りです．

【筋区画内圧（compartment pressure；CP）上昇の判断基準】（図5）
絶対値で判断：30〜40 mmHg 以上
圧格差で判断：（拡張期血圧－CP）＜20〜30mmHg
　　　　　　（平均血圧－CP）＜30〜40mmHg

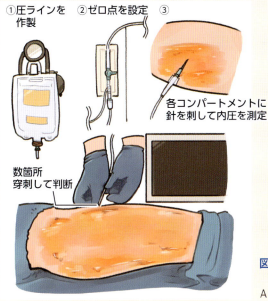

図5　コンパートメント（筋区画）内圧（CP）の計測方法
Aライン測定用のキットを活用する

ただし，測定した数値が正常範囲内だからといって，必ずしもコンパートメント症候群は否定できない点に注意が必要です．

3. 一晩待てない，コンパートメント症候群を疑ったら──コンサルトのタイミングと要点

▶疑わしい場合には早期に減張切開が必要ですので，躊躇せず整形外科にコンサルトします．コンパートメント症候群の疑いが消えない場合は，経時的に身体所見や筋区画内圧に注意を払うことが不可欠です．
▶四肢の疼痛を訴える患者を帰宅とする場合は，症状が増悪した際はすぐに再度相談するよう伝えます．特に5Pの症状の中でも早期に出現しやすい，痛みやしびれなどの症状が悪化したら，すぐに連絡するよう説明しましょう．

◀文献▶

1) von Keudell AG, et al：Lancet. 2015；386(10000)：1299-310.
2) Frink M, et al：Clin Orthop Relat Res. 2010；468(4)：940-50.
3) Kalyani BS, et al：J Hand Surg Am. 2011；36(3)：535-43.
4) Blick SS, et al：J Bone Joint Surg Am. 1986；68(9)：1348-53.
5) 野間未知多：整復前後にするべきこと：血行・神経評価. 当直で役に立つ！ シーネ・ギプス固定の基本 虎の巻. 福島成欣，編，日本医事新報社，2021，p13-9.
6) Pechar J, et al：J Nurse Pract. 2016；12(4)：265-70.
7) Hammerberg EM：Acute compartment syndrome of the extremities.（2024.12.29閲覧）
https：//www.uptodate.com/contents/acute-compartment-syndrome-of-the-extremities
8) 今谷潤也：小児の上腕骨顆上骨折. レジデントのための整形外科診療 上肢. 今谷潤也，編，日本医事新報社，2023，p229-40.

第2章

14 開放骨折

整形外科

Learning Point

- 四肢の開放創をみたら，開放骨折の可能性を考慮する！
- 開放創からの脂肪滴を伴う出血は，開放骨折の可能性が高い！
- 開放骨折を疑った時点で即コンサルトし，予防的抗菌薬投与を急ぐ！

症例

▶ 夜中に酔って階段で転んだ70代女性が，左肘の打撲があり痛みがあるため来院した。

評価と対応

▶ 来院時，おそらく飲酒に起因する軽度意識障害を認めたが，その他のバイタルサインはおおむね安定していた。左肘以外の外傷部位はないようだが，酔って何度も転んだようで，全身には擦過傷が多数見つかった（図1）。X線を撮影したところ，尺骨肘頭骨折を認めた。肘頭部に数mmの創があったが，擦過傷と考えて，他の擦過傷と同じように洗浄を行った。その上でシーネ固定を行い，翌日当院の整形外科受診を指示して帰宅させた。

経過

▶ 翌日，整形外科の再診で開放骨折と診断され，緊急で創部の洗浄およびデブリードマンの方針となった。

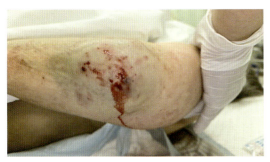

図1 来院時左肘身体所見
(自験例，許可を得て掲載)

―― 診断は開放骨折だった……！

1. 見逃してはならない，開放骨折とは

▶ 開放骨折とは，骨折した骨が皮膚を突き破って外界と交通している状態を指します。皮膚に小さな刺し傷があるものから，軟部組織が大きく剝がれ，骨が露出しているものまで，その程度は様々です。開放骨折は閉鎖骨折よりも感染の発生率が高く，重症度は高ければ20％を超えます。骨髄炎などに進展すれば四肢切断に陥る可能性もあるため，受傷早期に十分な洗浄およびデブリードマンを要する緊急性の高い骨折です[1]。

2. 一晩待てない，開放骨折を見抜くポイント

▶ 明らかな開放骨折は，開放創から骨が露出している場合も多く，診断は容易でしょう。しかし，開放創が小さな場合，骨折端が皮膚を貫通した後に引き戻され，外部からは骨片が見えなくなってしまいます。そのほか，小さなピンホール損傷や，手足の末節骨の骨折などは見逃されやすい開放骨折と言われています[1]。

▶ 骨折をみたら常に開放骨折を疑って，骨折部の周囲に開放創がないか検索しましょう。また，もし創部から脂肪滴の混じった出血がみられる場合，それは"spotted lipid sign"と呼ばれる開放骨折を疑うサインです[2]。

- 骨折をみたら，必ず開放創がないか確認する
- 四肢の開放創がある場合も，開放骨折の可能性を考慮する
- 骨折部からの脂肪滴が血液に含まれている所見"spotted lipid sign"に注目する

3. 一晩待てない，開放骨折を疑ったら──コンサルトのタイミングと要点

▶ 基本的治療としては，まずデブリードマンや洗浄，そして創外固定を行い，状態が落ち着いたところで二期的に最終固定を行うことが多いです。以前はゴールデンタイムとされる受傷6時間以内の手術が推奨されてきましたが，現在は受傷直後の手術よりも，より確実なデブリードマンが推奨されています。手術のタイミングの判断は整形外科に一任し，開放骨折を疑った時点で即座にコンサルトしましょう。

▶ 開放骨折は，重症度分類のひとつであるGustilo分類や汚染の程度によって治療方針を検討します（表1）[3]。ちなみに，Gustilo分類は開放骨折の洗浄やデブリードマンを行った後の軟部組織の状態で判断します。そのため救急外来の時点では，厳密なGustilo分類の判断はできないのですが，開放骨折の分類としての知名度は抜群で，整形外科にとっては休日や夜間であっても急いで対応しなければならない……と認識する強力なキーワードです。分類は大まかに認識して，コンサルトするときは推定されるGustilo分類と汚染の程度を伝えましょう。

表1　Gustilo分類

タイプ	説明
Type I	1cm以下の開放創，軽度の汚染と軟部組織損傷。骨折は単純骨折
Type II	1cm以上の開放創，中等度の汚染と軟部組織損傷。骨折は中等度の粉砕
Type IIIA	重度の汚染および軟部組織損傷を認め，軟部組織で骨折部の被覆が可能
Type IIIB	重度の汚染および軟部組織損傷を認め，軟部組織で骨折部の被覆ができず皮弁が必要
Type IIIC	修復を必要とする動脈損傷を伴う開放骨折

（文献3より作成）

▶ コンサルトしつつ同時並行ですべきことは，感染の予防です。予防的抗菌薬投与と，破傷風予防（4章補足参照）を進めましょう。予防的抗菌薬は，可能な限り早く，できれば受傷1時間以内の投与が推奨されています[4]。受傷後，早期の抗菌薬投与により感染率がプラセボ群に比べて0.43倍に減少すると言われています[5]。感染を予防するために，できるだけ早い投与が必要です。

▶ どの抗菌薬を投与するかは，表2を参考にして下さい[6]。ちなみに，抗菌薬はあくまでも治療の補助であり，デブリードマンの代わりにはなりません。

表2　汚染の種類に合わせた抗菌薬選択

汚染の種類	抗菌薬の種類
Gustilo I	セファゾリン2g 8時間ごと24時間投与
Gustilo II	セファゾリン2g 8時間ごと24時間投与
Gustilo III	セファゾリン2g 8時間ごと＋ゲンタマイシン5mg/kg 24時間ごと
海水汚染	レボフロキサシン750mg 24時間ごと＋メトロニダゾール500mg 8時間ごと
淡水汚染	ピペラシリン・タゾバクタム4.5g 6時間ごとに変更（*Pseudomonas*, *Aeromonas*をカバー）
土壌汚染	メトロニダゾール500mg 8時間ごとを追加〔*Clostridioides (Clostridium)* 類をカバー〕

（文献6より作成）

◀ 文献 ▶

1) Ömeroğlu H：Eklem Hastalik Cerrahisi. 2018；29(1)：52-7.
2) Emet M, et al：Am J Emerg Med. 2015；33(2)：312.e1-2.
3) Gustilo RB, et al：J Trauma. 1984；24(8)：742-6.
4) Hoff WS, et al：J Trauma. 2011；70(3)：751-4.
5) Gosselin RA, et al：Cochrane Database Syst Rev. 2004；2004(1)：CD003764.
6) Schmitt SK：Osteomyelitis associated with open fractures in adults.
　https://www.uptodate.com/contents/osteomyelitis-associated-with-open-fractures-in-adults

第2章

15 切断指

整形外科

Learning Point

- 切断指の再接着には，迅速な再接着術と適切な切断指の保存が重要！
- 完全に切断されていない，不全切断も緊急性が高い！ 毛細血管再充満時間（CRT）の延長を確認！
- 切断指はすすいだ後，湿ったガーゼにくるみ，氷が直接当たらないよう冷やして保管！

症例

▶ 平日の夕方6時頃，70代男性が畑仕事中に鍬で左小指を切ったため受診した。

評価と対応

▶ 左小指は近位指節骨間（proximal inter phalangeal；PIP）関節の高位で腱が露出していた（図1）[1]。バイタルは安定しており，止血した上で傷をラフに縫合し，腱損傷については翌日に整形外科を診察してもらう方針とした。

経過

▶ 縫合の準備を進めていると，偶然手術を終えた整形外科医が通りかかった。診てもらったところ，末梢が白く血流が途絶えてしまった不全切断の可能性があると判断され，血行再建目的で救命救急センターに急いで転院の方針となった。

━━ 診断は左小指の不全切断だった……！

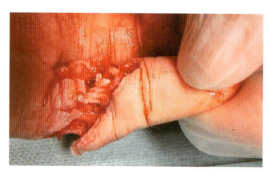

図1　来院時の左小指身体所見
（文献1より転載）

84

1. 見逃してはならない，切断指とは

▶ 切断指とは，刃物や機械によって指が切断され，血流がなくなった状態を指します。切断指は組織が壊死する前に血行を再建する必要があり，早急に治療すべき緊急性の高い疾患です[2]。治療としては，微小血管吻合（マイクロサージャリー）ができる手外科専門医に再接着術を行ってもらう必要があるのですが，自施設での対応が困難な場合は，対応可能な病院への転院の準備を進める必要があります。

▶ 時間的なリミットで言えば，切断指は12～14時間程度は保存可能とされています[2, 3]。しかし，これはあくまで後述するような，適切な条件下に限ります。専門科への速やかな紹介と，正しい切断指の保存の両者がそろわなければ，再接着の成功率は低くなってしまうのです。

- 切断指の再接着には，迅速なコンサルトと適切な切断指の保存が重要

2. 一晩待てない，切断指を見抜くポイント

▶ 完全に組織が切断され，切断指が離断していれば診断は一目瞭然です。皮膚や腱が一部つながっているものの血管の損傷を伴う，不全切断指の場合も治療を急ぐ点に注意しましょう。

▶ 損傷部分より遠位が白色の場合，血流障害を疑いましょう。毛細血管再充満時間（capillary refill time；CRT）の延長があるかを確認し，延長していれば不全切断の可能性があると判断します。指の血流は2本の指動脈によって栄養されており，解剖学的には神経が伴走していること，靱帯に保護されていることが特徴です[1]。血管神経が損傷されているかを創部から確認し，損傷部末梢を注射針で刺して感覚や出血の有無を確認しましょう。

▶ また，骨折を合併していれば，それは開放骨折（2章14参照）です。緊急に治療を要するケースも多いため，X線などの画像検査も施行し，骨折の有無を評価します。

- 手指の不全切断も緊急性が高い
- 血流と神経損傷を評価し，画像検査で骨折の有無も併せて評価

3. 一晩待てない，切断指を疑ったら　コンサルトのタイミングと要点

▶ まずは切断指の出血部分を圧迫止血しつつ[2]，専門科に急いでコンサルトしましょう。ちなみに，切断指の再接着治療をする診療科は地域や施設によって異なり，主には整形

外科や形成外科が担当します。自施設ではどの診療科が担当しているか，確認しておきましょう。

▶ 同時並行で，切断指を正しい方法で保存することが非常に重要です。切断部の保存状態が再接着の結果に大きく影響します。基本的には0～4℃で保存することが最適です。4℃で保存した場合，前述の通り切断指は12～14時間程度は保存可能と言われています[2, 3]。

▶ 切断指の保存方法は，まず切断部から異物を取り除き，生理食塩水で洗浄しましょう。その後，湿らせたガーゼに包み，直接冷却することなく患者とともに搬送します。切断面の消毒は不要であり，特にアルコールは組織に障害をきたすため，使用しないで下さい。切断部を乾燥させないこと，水に浸さないこと（完全に水に浸すことを避ける），氷と直接接触させないこと（直接接触すると凍傷や末梢循環障害をきたす）が重要です。傷口が直接水や氷水に触れないように注意しましょう（**図2**）[3]。

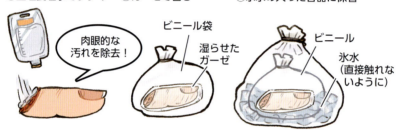

図2　切断指の保存方法　　　　　　　　　　　　　　　（文献3より作成）

【切断指の保存方法】
・生理食塩水ですすぎ，肉眼的汚染物を除去する
・湿らせたガーゼで包む
・ビニール袋に入れ，氷水の入った容器に保管する（氷に直接触れないようにする）

▶ ちなみに，感染予防に関しては破傷風予防（**4章補足**参照）は必要とされている一方で，予防的抗菌薬は必須ではないとされています。しかし，以下のような場合は予防的抗菌薬投与を検討しましょう。

【予防的抗菌薬投与を検討する場合】[4~6]
・動物および人間による咬傷
・土壌汚染
・免疫不全，糖尿病（エビデンスは乏しいが文献4では経験上推奨と記載あり）

▶ 切断された組織が残っていること，切断された組織の損傷が軽度であること，患者が再

接着を希望していることが再接着の適用条件と言われています．年々再接着できる切断指の範囲は広くなっているため，非専門医が再接着の適応を勝手に判断するのはご法度です．断端が少しでも残っている場合は，切断指がつながることを信じて，迅速な専門科への相談と適切な切断指の保存に努めましょう．

◀文献▶

1) 須藤啓広：豊富な写真でわかる！ 骨折・脱臼・捻挫基本手技バイブル．羊土社，2020，p138．
2) Pottecher J, et al：Anaesth Crit Care Pain Med. 2021；40(4)：100862.
3) 斎藤英彦，他，編：手外科診療ハンドブック．改訂第3版．南江堂，2023．
4) Saladino RA：Evaluation and management of fingertip injuries.
   https://www.uptodate.com/contents/evaluation-and-management-of-fingertip-injuries
5) Rubin G, et al：Am J Emerg Med. 2015；33(5)：645-7.
6) Schaefer E, et al：J Hand Surg Glob Online. 2023；5(6)：763-7.

◀参考▶

▶ 吉村有矢，編：外傷初期診療 軽症に隠れた重症も見逃さない！ レジデントノート．2023；25(10)：1737-804．

第2章

16 動物咬傷（化膿性腱鞘炎）　整形外科

> **Learning Point**
> - いつ，何に咬まれたかで感染のリスクを見積もる！　特にネコは感染のリスクが高い！
> - 四肢の動物咬傷では骨折の有無，化膿性腱鞘炎の可能性を評価し，疑わしければ急いでコンサルト！
> - 創部洗浄は水圧をかけて十分に！　デブリードマンした後は基本は開放創にしておく！

症例

▶ 60歳女性。糖尿病で当院の糖尿病内科に通院中の患者。自宅でネコを3匹飼っているネコ愛好家である。3日前に飼いネコに手を咬まれたが，様子をみていた。しかし，痛みがひどくなったため，夜間の救急外来を受診した。

評価と対応

▶ 手にはネコに咬まれた跡があり，腫脹していた（図1）。傷は小さかったため，洗浄・縫合して帰宅させようかと考えたが，腫れがひどく，感染症の可能性が高いと判断した。蜂窩織炎の診断で抗菌薬を処方し，翌日当院の皮膚科を再度受診するように指示して帰宅させた。

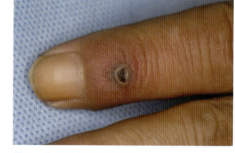

図1　来院時の左手所見
（県立広島病院皮膚科よりご提供）

経過

▶ 翌朝，皮膚科の医師から連絡があった。昨日対応した患者は腱鞘炎の可能性が非常に高く，整形外科にコンサルトしたとのこと。慌ててカルテを見てみると，整形外科で緊急手術の方針となっていた。

> **診断は動物咬傷に伴う化膿性腱鞘炎だった……！**

1. 見逃してはならない，動物咬傷とは

▶ 動物咬傷のうち，イヌ咬傷が全体の約85〜90％を占めており，次いでネコ咬傷が約5〜10％程度と言われています[1]。受傷部位としては手・足が70〜80％と最多で，その後は頭部，頸部が続きます[2]。

- 外科系当直でもよくみる疾患のひとつですが，頻度の高い感染症の予防や受傷した手足の機能予後の観点からも，初期治療が非常に大切です．場合によっては緊急で専門科に相談しなければならないものも存在します．
- 緊急で専門科にコンサルトしなければならないケースを以下にまとめました[3, 4]．腱損傷や開放骨折を伴う場合，緊急で再建や手術を行うことがあるため，即日コンサルトしましょう．また，小児の頭の咬傷では，特に乳児ではまだ頭蓋骨が柔らかく，深い創が骨を貫通していることもあるため，コンサルトし対診を依頼しましょう．
- そのほか，全身性感染症がある場合や，既に感染に対する内服治療を開始していても，内服治療に抵抗性のある場合は入院加療が必要です．

【これがあったら緊急！】[3, 4]

動物咬傷のレッドフラッグ
- 腱損傷・開放骨折を伴う場合：形成外科または整形外科
- 小児の頭蓋咬傷（特に乳児）：形成外科または脳外科
- 全身性の感染がある場合：入院加療が可能な皮膚科
- 経口抗菌薬に治療抵抗性のある感染を伴っている場合：入院加療が可能な皮膚科
- Kanavel徴候など化膿性腱鞘炎を疑う所見がある場合：整形外科
- 動脈性出血を疑う所見がある場合：血管外科

2. 一晩待てない，動物咬傷を見抜くポイント

(1) 問診

- まずは，受傷した日時や何に咬まれたのか，飼っているペットなのか野生動物なのかを確認しましょう．ネコ咬傷では約80％，イヌ咬傷では約5％が感染を起こすと言われています[5]．ヒト咬傷は喧嘩の最中に相手の歯で指に傷を負った場合に起こることがあるため，問診で喧嘩をしたなどの特徴的な病歴がないかも確認します．
- イヌの牙は丸みを帯びており，咬む力も強いため，皮膚損傷が重度となることが多く，早期に病院を受診して治療を受けることが多いです．一方，ネコの牙は鋭利なため，見た目の創は小さくても深くまで達していることが多いのですが，軽微な創であるため受診までに時間を要し，感染率が高くなる傾向があります[6]．
- 創部の感染をきたすまでの潜伏期間は，イヌでは平均24時間，ネコでは12時間と言われています[7]．受傷後時間が経っている場合は感染のリスクが高くなることを理解しておきましょう．
- そのほか，動物咬傷においては感染を予防することが重要であるため，免疫不全疾患，体内の人工物，糖尿病，肝硬変，脾臓摘出，アルコール依存などの易感染性を想起させる既往歴がないか聴取しましょう．

(2) 創部外観の評価

▶出血が持続しているか，既に感染が生じている徴候があるかを評価します。出血が持続している場合は，まず圧迫止血を試みましょう。止血が得られず，出血の勢いが強い場合には動脈性の出血の可能性が考えられるため，専門科にコンサルトしましょう。

▶既に創部が感染しているかどうかの評価は，「感染の4徴候」（熱感，腫脹，発赤，圧痛）の有無を参考にするとよいでしょう。既に感染が生じている場合には，後述する抗菌薬による治療が必要となります。中でも，以下のKanavel徴候のいずれかを示す場合には，本症例のように化膿性腱鞘炎と呼ばれる緊急手術が必要な病態の可能性があります[6]。

> 【これがあったら緊急！】
>
> 化膿性腱鞘炎を疑う，Kanavel徴候
> 1. 局所的な激しい圧痛（特に近位端で顕著）
> 2. 腱鞘の走行に沿った，もしくは腱鞘に限る激しい圧痛
> 3. 患指を他動的に伸展させたときの激しい疼痛
> 4. 指の全周性の対称性腫脹

(3) 創部の洗浄と詳細な評価

▶創部の詳細な評価は，創部を十分に洗浄し，目に見える異物はすべて取り除き，挫滅・壊死した組織のデブリードマンをする治療と同時に実施します。洗浄する際は，ただ大量の水で流すだけでは不十分で，できるだけ水圧をかけて，歯ブラシなどで優しく擦りながら洗うのが一般的です。ですが，洗浄方法に関して十分なエビデンスがないのが現状で，穿通性咬傷ではむしろ病原菌を創深部に押し込んでしまい，感染を助長するという意見もあります[8]。少なくとも，異物の除去やデブリードマンは通常の汚染創と同様，入念に実施することが大切です。

▶水圧をかける場合には20 mLの注射器を使用したり[9]（図2），生理食塩水のバッグをAライン用の加圧バッグにセットし，加圧洗浄したりする方法もあります[10]。加圧バッグを用いた方法であれば何度もシリンジに水を吸わなくてよいので，個人的にはお勧めです。

▶深い創は奥まで，異物が残存していないかしっかり確認します。創の部位，長さ，幅，深さ，感染徴候の有無をしっかりと観察することが重要です。関節では特に中手指節（metacarpo phalangeal；MP）関節，手関節，膝関節は浅い傷でも関節内に及ぶことがあるため，注意が必要です。

▶腱損傷に関しては，目視での評価に加え，患部の関節を屈曲・伸展させて注意深く観察することで，外科的に修復が必要かどうかの評価を行います。腱損傷の際に重要なのが，受傷時の肢位で評価しなければ見逃してしまうということです[6]。たとえば手拳損傷の場合，MP関節を屈曲した状態で受傷しています。そのため，指を伸展した状態で

診察すると，皮膚の損傷部位と伸筋腱，関節包，骨軟骨の損傷部はずれているので，見逃してしまうのです（図3）。ちなみに，指の屈曲や伸展が可能かどうかで判断しようとするのを散見しますが，腱損傷を伴わない他の腱の協調運動によって動くことも多々あるので，それのみでは判断できないことを知っておきましょう。

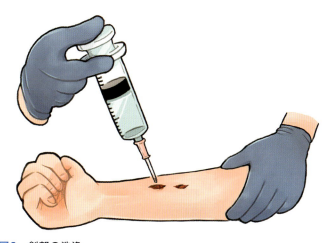

図2　創部の洗浄
注射器などを使用し水圧をかけながら洗浄する

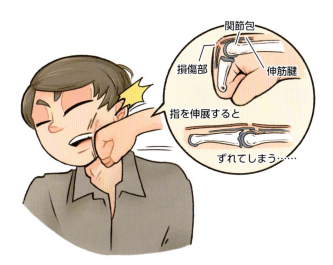

図3　喧嘩によるヒト咬傷の受傷機転のイメージと腱損傷
腱損傷は受傷肢位を意識して評価する

【見逃しにつながるピットフォール】
・受傷時の肢位を意識せずに腱損傷を評価してしまう
➡受傷時の肢位で腱損傷を評価する・屈曲や伸展の可否のみで判断しない

▶深い創で骨折が疑われる場合は，X線撮影を行い，骨折の有無を評価しましょう．骨折を伴う創があれば，それは開放骨折です（2章14参照）．

▶ちなみに，創を一次閉鎖とするか，二次閉鎖とするかについては，現在ははっきりとしたコンセンサスが得られていないところです．動物咬傷は感染リスクが高いため，整容面が気になる顔面咬傷のみ一次閉鎖を推奨している文献もあれば[1]，基本的には二次閉鎖を推奨している文献もあります[11]．また，イヌ咬傷であれば一次閉鎖しても感染リスクが上昇しなかったという報告もあります[12]．ただし，ほとんどの文献で表1に該当する患者での一次閉鎖は禁忌とされています[4~6]．動物咬傷では常に感染リスクを考慮し，安易な一次閉鎖は避けましょう（図4）．

表1　一次閉鎖が禁忌の創

・ネコ咬傷
・ヒト咬傷
・手・足の創
・関節内・周囲の創
・腱損傷や開放骨折を伴う創
・穿通創
・高度に汚染された創
・糖尿病患者
・免疫抑制状態の患者
・受傷後8時間以上経過している

（文献4~6より作成）

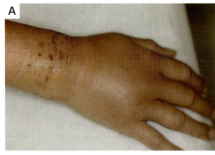 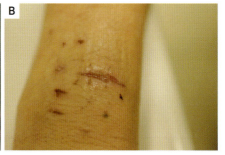

図4　一次閉鎖したネコ咬傷
A：初療時に一次閉鎖して数日後の所見，B：皮膚科により切開排膿（県立広島病院皮膚科よりご提供）

▶私見ですが，表1の禁忌事項がなければ，顔面は血流が豊富で感染のリスクが低いため，整容面を考慮し一次閉鎖も検討します．ただし，次項3．で解説する感染予防および，翌日すぐに専門科を受診できるということが前提です．

3. 一晩待てない，動物咬傷を疑ったら──コンサルトのタイミングと要点

▶ レッドフラッグを示す動物咬傷の場合は，然るべき診療科に急いでコンサルトしましょう。そして，到着を待つ間に準備できるのが，感染予防です。

▶ 動物咬傷で生じる感染の起炎菌は，ペニシリン系とβラクタマーゼ阻害薬の合剤であるアモキシシリン/クラブラン酸でカバーすることができます。予防的抗菌薬の選択や，ペニシリンアレルギーの患者への処方については，下記の処方例を参考にして下さい[4,13]。予防時の投与期間は3〜5日間とされています。また，動物咬傷は汚染創であるため，破傷風予防も必須です（4章補足参照）。

【処方例】
〈第一選択〉
・アモキシシリン/クラブラン酸250mg 1回1錠1日3回＋アモキシシリン250mg 1回1錠1日3回
・アンピシリン/スルバクタム1回1.5g 1日3〜4回
または
〈ペニシリンアレルギーの患者〉
・ドキシサイクリン100mg 1回1錠1日2回＋モキシフロキサシン400mg 1回1錠，1日1回
・クリンダマイシン300mg 1回1錠1日4回＋レボフロキサシン500mg 1回1錠1日1回

◀文献▶
1) Ellis R, et al：Am Fam Physician. 2014；90(4)：239-43.
2) Rothe K, et al：Dtsch Arztebl Int. 2015；112(25)：433-42；quiz 443.
3) Morgan M, et al：BMJ. 2007；334(7590)：413-7.
4) 岩田和佳奈：Medicina. 2023；60(4)：218-23.
5) Hurt JB, et al：JAAPA. 2018；31(4)：27-31.
6) 今谷潤也, 編：レジデントのための整形外科診療　上肢. 日本医事新報社, 2023.
7) 青木 眞：レジデントのための感染症診療マニュアル. 第4版. 医学書院, 2020.
8) 川口竜助：レジデントノート. 2024；26(11)：2017-24.
9) 許 勝栄, 編：これ一冊で 小外科, 完全攻略. 日本医事新報社, 2014.
10) Gall TT, et al：Am J Vet Res. 2010；71(11)：1384-6.
11) Thibault LP, et al：CMAJ. 2018；190(4)：E113.
12) Bech CM, et al：Ugeskr Laeger. 2021；183(21)：V11200832.
13) Aziz H, et al：J Trauma Acute Care Surg. 2015；78(3)：641-8.

第2章

17 壊死性軟部組織感染症

皮膚科

Learning Point
- 壊死性軟部組織感染症は皮膚所見で否定することはできない！
- バイタルが不安定, 激痛, 数時間の進行性の皮膚所見は緊急性が高い！
- 疑った時点で急いで専門科にコンサルトしつつ, finger testを試みる！

症例
▶ 70代女性が夕方から左下肢痛を自覚し, 湿布で様子をみていたが改善しないため来院した。当院整形外科かかりつけで, 左膝人工関節再置換術術後の患者であった。

評価と対応
▶ 来院時のバイタルサインは安定しており, 左下肢に発赤および腫脹, 一部に水疱が認められた。重篤感もないため, 蜂窩織炎と判断し抗菌薬を処方, 翌日の皮膚科受診を指導した。

経過
▶ 明け方に救急要請があり, 疼痛が強くなった上に意識障害を認める状態となり, 救急搬送された。来院時はショック状態であり, 左下肢の発赤は膝上まで広がっていた（図1）。皮膚科に急いでコンサルトし, finger testの結果, 壊死性軟部組織感染症と診断された。

診断は壊死性軟部組織感染症だった……！

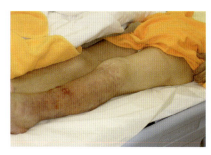

図1 来院時の左下肢身体所見
(県立広島病院皮膚科よりご提供)

1. 見逃してはならない，壊死性軟部組織感染症とは

▶壊死性軟部組織感染症は深部軟部組織に進行性の破壊をもたらす感染症であり，症状の進行が速く，死亡率は30％を超えます[1]。皮下で進行するため，初期には皮膚表面の感染徴候が乏しく，重症度が過小評価されやすい傾向があります。

【学びを深める～壊死性軟部組織感染症と壊死性筋膜炎の違いとは？】
　壊死性筋膜炎という病名のほうが馴染みの深い先生方もおられると思います。これは皮膚の解剖に由来した病名ですが，近年は壊死性筋膜炎に限らず，軟部組織感染症に伴い壊死をきたす疾患群を包括して壊死性軟部組織感染症と表現することが多くなっています（図2）[2]。本書でも壊死性軟部組織感染症と表現します。

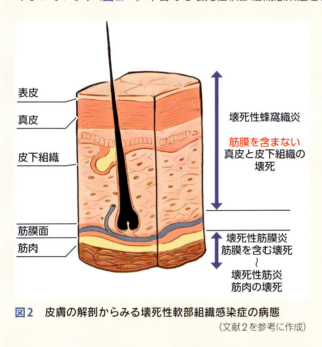

図2　皮膚の解剖からみる壊死性軟部組織感染症の病態
（文献2を参考に作成）

▶来院から12時間以内に外科的デブリードマンが施行されなければ，死亡率が上昇するとも言われており，早期治療が重要な疾患です[3]。治療を遅らせないために最も大切なのは，頻度の高い蜂窩織炎との違いを見極めることです。

2. 一晩待てない，壊死性軟部組織感染症を見抜くポイント

▶壊死性軟部組織感染症の身体所見は経時的に変化します（図3）[4]。初期（stage1）では熱感や発赤，腫脹といった蜂窩織炎とオーバーラップする症状を呈しており，やはり皮膚所見だけで両者を鑑別するのは困難です。初診で診断できるのは，15～34％という

報告もあります[5]。両者を明確に区別する診断基準や判断基準はありませんが，以下に紹介する様々な視点での評価で，疑う所見があれば躊躇せず専門科にコンサルトしましょう。

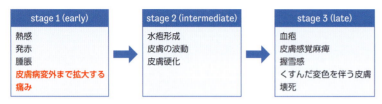

図3　壊死性軟部組織感染症の身体所見の変化　　　（文献4を参考に作成）

(1) 症状

▶ 蜂窩織炎と比較し，壊死性軟部組織感染症らしさを疑う所見として，最近の手術歴（LR*＋7.0），皮膚所見と不釣り合いな痛み（LR＋4.5），下痢（LR＋6.0），低血圧（LR＋8.0），精神状態の変化（LR＋3.3），進行する紅斑（LR＋3.1），皮膚所見の変動（LR＋5.0），出血性の水疱（LR＋8.0），皮膚壊死（LR＋30.0）などが報告されています[1]。

▶ 初見の皮膚所見（紫斑，水疱，握雪感）では診断が難しいことはこれまで強調してきましたが，皮膚所見の経時的な評価や，疼痛部位と皮膚所見が一致するかを確認することは重要です。皮膚所見と圧痛範囲をこまめにペンなどでマーキングし，特に皮膚所見がない部位も痛む場合や，進行が比較的早い場合は壊死性軟部組織感染症らしさが高いと見積もることができます。

> ・蜂窩織炎にしては，痛みが強い，拡大が速い，バイタルが悪いというのが壊死性軟部組織感染症を疑う症状
> ・皮膚所見や圧痛部位をこまめにマーキングし，経時的な変化を評価する

(2) 採血所見

▶ 「LRINEC（laboratory risk indicator for necrotizing fasciitis）スコア」が採血所見による補助的診断ツールとして広く使用されています（表1）。CRP，WBC，Hb，血清Na，血清Cr，血糖の6項目をスコア化し，合計6〜7点が中リスク，8点以上が高リスクに分類されます。LRINECスコアが6点以上の場合，感度68.2%，特異度84.8%となっており，6点未満だからといって壊死性軟部組織感染症を除外することはできません。8点以上の場合，特異度は94.9%に上がりますが，感度は40.8%に低下します[6]。

▶ また，血清プロカルシトニン（procalcitonin；PCT）値によって効果的に蜂窩織炎と鑑別

＊LR（likelihood ratio）とは，検査や所見が陽性または陰性であった際に，疾患の存在確率がどの程度変化するかを数値化した指標のこと。LR＋が大きいほど，その所見が疾患を強く示唆する。

できることが示されています。ある研究では，血清PCTのカットオフ値1.0ng/mLは感度88％，特異度89％であったとされ[7]，さらに，血清PCTのカットオフ値0.87ng/mLは，感度90.9％，特異度82.6％であったとする報告もあります[8]。
▶スコアリングや採血所見は壊死性軟部組織感染症らしさの見積もりに有用ですが，採血所見による判断に固執した結果として，外科的介入が遅れてはなりません。

表1　LRINEC（ライネック）スコア

項目	状態	得点
CRP（mg/dL）	＜15	0
	≧15	4
WBC（/μL）	＜1万5000	0
	1万5000〜2万5000	1
	＞2万5000	2
Hb（g/dL）	＞13.5	0
	11.0〜13.5	1
	＜11.0	2
血清Na（mEq/L）	≧135	0
	＜135	2
血清Cr（mg/dL）	≦1.59	0
	＞1.59	2
血糖（mg/dL）	≦180	0
	＞180	1

（3）画像検査

▶救急外来における壊死性軟部組織感染症の診断においては，CTを実施する施設が多いでしょう。ですが，前提として画像検査では壊死性軟部組織感染症とそれ以外の皮膚軟部組織感染を鑑別するのに十分な感度がないため，バイタルサインの悪い患者に対して，画像検査を後述する外科的な診断介入より優先すべきではありません[2]。それをふまえた上で，壊死性軟部組織感染症におけるそれぞれの画像検査の特徴をまとめます。
▶CT画像は壊死性軟部組織感染症らしさを見積もるのに有用な検査です[9]。造影CTにおける，筋膜への炎症波及および筋膜の造影不良は，壊死性軟部組織感染症に特異的な所見だと言われています[10]。
▶また近年，ベッドサイドで簡単に実施できるエコー検査が注目されています。皮下肥厚，空気，筋膜周囲の液体貯留の存在の同定に特に有用で，深さ2mmの筋膜液貯留を検出した場合に最も高い感度（72.7％）が得られたという報告もあります[11]。
▶これらの各種検査の診断能を評価した各種文献の結果をふまえても，やはり画像検査

のみで除外することはできません。様々な情報を加味した複合的な判断が必要です。

3. 一晩待てない, 壊死性軟部組織感染症を疑ったら――コンサルトのタイミングと要点

▶ 前記で挙げた疑うべきポイントは, 壊死性軟部組織感染症らしさを見積もる上で有用ですが, やはり最終診断に至ることはできないのが実情です。そのため, 疑った時点で速やかに専門科にコンサルトするというスタンスで問題ありません。ちなみに, 本書では皮膚科にコンサルトとしていますが, 壊死性軟部組織感染症を何科にコンサルトすべきかというのは地域差（施設差）があるため, 自施設での相談先を確認しておきましょう。

▶ 疑わしい場合に実施される追加の検査が, 試験切開による検査法であるfinger testです。壊死性軟部組織感染症の診断において感度は86.1％, 特異度は25％と報告されています[12]。

▶ 直接的な組織の確認や, 筋膜の組織検体の採取が可能な点を考慮しても有用な検査と言えます[13]。実施する際の感触や判断にはコツを要し, 今後の治療方針決定にも関わる重要な検査なので, 基本的には専門科を待つ間に準備をして, 一緒に所見を共有しながら実施するようにしましょう。

【学びを深める～試験切開による検査, finger testとは？】

壊死性軟部組織感染症が疑わしい部分に局所麻酔を実施し, 局所麻酔後に2cm程度の切開を加えます[13]。指を筋膜まで挿入し, 組織が抵抗なく容易に剝離できる, 出血がみられない, 汚い灰色の分泌液が出てくるといった場合は, 壊死性軟部組織感染症と診断して対応しましょう[14]。

◀文献▶

1) Alayed KA, et al : Int J Infect Dis. 2015 ; 36 : 15-20.
2) Hua C, et al : Lancet Infect Dis. 2023 ; 23(3) : e81-94.
3) Kobayashi L, et al : J Trauma. 2011 ; 71(5) : 1400-5.
4) Goh T, et al : Br J Surg. 2014 ; 101(1) : e119-25.
5) Salati SA : Pol Przegl Chir. 2022 ; 95(2) : 1-8.
6) Fernando SM, et al : Ann Surg. 2019 ; 269(1) : 58-65.
7) Kishino T, et al : J Infect Chemother. 2021 ; 27(6) : 787-93.
8) Novoa-Parra CD, et al : Med Clin (Barc). 2019 ; 153(9) : 347-50.
9) Kwee RM, et al : Skeletal Radiol. 2022 ; 51(4) : 727-36.
10) Carbonetti F, et al : Radiol Med. 2016 ; 121(2) : 106-21.
11) Gan RK, et al : J Ultrasound. 2023 ; 26(2) : 343-53.
12) Kazi FN, et al : Surg J (N Y). 2022 ; 8(1) : e1-7.
13) Albadri Z, et al : IDCases. 2019 ; 17 : e00560.
14) Andreasen TJ, et al : Plast Reconstr Surg. 2001 ; 107(4) : 1025-35.

第2章

18 重症熱傷

皮膚科

Learning Point

- どんな熱傷でも，まずはprimary surveyと重症度評価を！
- 口腔・咽頭内のススの付着や嗄声，鼻毛消失など，気道損傷を示唆する所見に注意！
- Artzの基準を参考に重症度を確認し，救命センターへの相談や搬送を躊躇しない！

症例

▶ 夕方5時過ぎ，台所で沸かしていた鍋を4歳の男児が触ってひっくり返してしまい，熱湯を腕にかぶってしまった。母親はすぐに男児を連れて来院した。

評価と対応

▶ 熱傷は男児の右腕全体に及び，前胸部と背部にも広がっていたが，幸いにも痛みは少なく，バイタルサインは安定していた[1]。意思疎通も問題なくとれており，全身状態も安定していたため，当初は帰宅可能かどうかを検討していた。しかし，念のために，業務終わりに病院にいた皮膚科の先生に状態をみてもらうことにした。

経過

▶ 皮膚科医が患者をみた瞬間，痛みがないのは熱傷の深達度が深いためであり，熱傷面積も20％はゆうに超える重症であると判断した。大慌てで救命センターへ搬送する方針となった。

診断は重症熱傷だった……！

1. 見逃してはならない，重症熱傷とは

▶ 熱傷の死亡率は重症の場合，1.4〜18％との報告もあり，気道損傷（熱傷）をはじめとするprimary surveyでの異常を伴う場合も数多く存在します。まず前提として，熱傷は命を落としうる疾患であることを肝に銘じておきましょう[2]。

▶ 歩いて来院する熱傷の年齢層は，<u>小児および若年成人（特に6歳以下の子ども）に集中</u>しています[3]。主な受傷機転は台所での熱湯による熱傷であり[4]，そのほかには熱傷面積が小さいこと，上肢の熱傷が多いことが特徴です[4]。このように，軽症が多いとされるウォークインの熱傷患者ですが，小児の重症熱傷は見逃されやすいので注意が必要

99

です．一見熱傷面積が小さく見えても，小児の場合は実際に計算してみると我々が想定している以上に重症に該当するものも多く経験します．
▶熱傷の患者を診察するときは，primary surveyと重症度の評価という観点から見逃してはならない熱傷を評価しましょう．

【見逃しにつながるピットフォール】
・バイタルサインが安定している重症熱傷を，軽症と判断してしまう
　➡熱傷の多くは軽症だが，重症の可能性を常に考える

2. 一晩待てない，重症熱傷を見抜くポイント

(1) primary survey

▶熱傷に伴う高熱の煙や水蒸気，有毒ガスを吸入することで生じる気道の障害を，気道損傷（inhalation injury）と呼びます．従来は気道熱傷と呼ばれてきましたが，熱傷の原因が熱に限らないことや，皮膚の熱傷とは病態が異なることから，日本熱傷学会の推奨に従い，本書では気道損傷の表記で統一します[5]．まずは緊急度の高い，気道損傷の評価を最優先しましょう．気道損傷を疑う，代表的な臨床所見を以下にまとめました．

【これがあったら緊急！】
・気道損傷を疑う所見
　ストライダー，気管牽引，口腔・咽頭内の浮腫・水疱・ススの付着，嗄声，顔面・頸部の重度熱傷，咽頭痛，鼻毛消失，呼吸困難
・閉鎖空間での火災＋頭痛・意識障害
　➡一酸化炭素中毒を疑いCO-Hbを測定
・高乳酸血症・代謝性アシドーシスの遷延
　➡シアン中毒の可能性も考慮

▶ストライダー，気管牽引など上気道閉塞の所見（2章4参照）があれば，早期に気管挿管しましょう．また，口腔・咽頭内の浮腫・水疱，顔面や頸部の重度熱傷，呼吸補助筋の使用，低酸素血症，高二酸化炭素血症を認める場合も気管挿管の適応です．悩ましい場合には，気管・気管支のススの付着，粘膜の浮腫などを喉頭ファイバースコープで確認するために，耳鼻咽喉科にコンサルトします[6]．時間経過とともに腫脹が悪化し，挿管が難しくなることがあるので，すぐに検査できない場合などは，「迷ったら気管挿管」というスタンスで望みましょう．
▶そのほか，火災現場での熱傷の場合，閉鎖空間で一酸化炭素やシアン化合物を体内に取り込んでしまい，一酸化炭素中毒やシアン中毒を併発している可能性もあります．意識障害や，それぞれの中毒で併発しうる臨床所見も併せて評価しましょう．

(2) 熱傷の評価
①熱傷面積・深達度の評価

▶熱傷面積は，TBSA（total body surface area）と呼ばれる指標を使用し，全体表面積に対するパーセンテージで表現します。この測定には，9の法則，5の法則（図1），手掌法を用いましょう。手掌法では，本人の手掌と全指腹を合わせた面積が1％として計測されます。

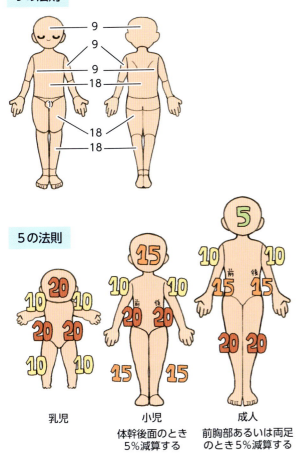

図1　熱傷面積（9の法則，5の法則）

▶熱傷の深達度の評価は外観をベースに，表1・2を参考に判断しましょう[1, 7, 8]。ちなみに，本症例の手掌の皮膚所見は，Ⅲ度熱傷でした。熱傷の深度は2～3日で進行することが多いため，少しオーバートリアージ気味に重症と判断することに加えて，経時的な評価が大切です。

表1 熱傷深達度

深達度分類		深さ	受傷の例	皮膚所見	疼痛	治癒
Ⅰ度		表皮のみ	日焼け	乾燥，発赤	あり	5〜7日で表皮が脱落
Ⅱ度	浅達性	真皮表層	熱湯	水疱形成 ピンク色	強い	2〜3週間で瘢痕なく治癒
	深達性	真皮深層	火炎 熱した油	水疱形成 白色	鈍麻	3週間以上かけて治癒 瘢痕化の可能性あり
Ⅲ度		皮膚全層	火炎 化学熱傷 電撃傷	レザー様 色調は様々	なし	植皮なしでは治癒しない 瘢痕化する

※Ⅰ度熱傷は熱傷面積として換算しない

(文献1, 7, 8を参考に作成)

表2 深達度と皮膚所見

深達度		具体的な写真
Ⅰ度（EB）	発赤のみ	
Ⅱ度	浅達性（SDB） 水疱があり，水疱底の真皮が赤色	
	深達性（DDB） 水疱があり，水疱底の真皮が白色	
Ⅲ度（DB）	白色皮革様もしくは褐色皮革様，炭化	

EB：epidermal burn
SDB：superficial dermal burn
DDB：deep dermal burn
DB：deep burn

(文献1より転載)

② 重症度評価[7]

▶ 重症度の評価では，以下の熱傷指数（burn index；BI）や熱傷予後指数（prognostic burn index；PBI）を用いて患者の予後を推定します。

●熱傷指数（BI）

BI＝1/2×Ⅱ度熱傷面積（％）＋Ⅲ度熱傷面積（％）

10〜15以上を重症とする

●熱傷予後指数（PBI）

PBI＝熱傷指数＋年齢（歳）

70以下は生存可能性が高い

100以上は予後不良の重症

3. 一晩待てない，重症熱傷を疑ったら──コンサルトのタイミングと要点[7]

▶ primary surveyで気道損傷を疑う場合は，急いで耳鼻咽喉科にコンサルトしましょう。そして，以下の米国熱傷学会・米国外科学会の熱傷センターへの搬送基準を参考に搬送の必要性を判断しましょう（表3）[8]。

表3 米国熱傷学会・米国外科学会の熱傷センター搬送基準

- ・体表面積の10％以上のⅡ度熱傷
- ・Ⅲ度熱傷
- ・顔面，手，足，陰部，大関節の熱傷
- ・気道損傷
- ・電撃傷
- ・化学熱傷
- ・低温火傷

（文献8より作成）

▶ また，「熱傷診療ガイドライン」では，成人で15％TBSA以上，小児で10％TBSA以上では，初期輸液の実施が推奨されています[7]。初期輸液は，熱傷受傷後2時間以内に開始することが推奨されており，また熱傷の深達度は経時的に進行する可能性もあります。それらを考慮すると私見ではありますが，初期輸液が必要だと判断した時点で皮膚科にコンサルトし，専門科が到着するまでに初期輸液を開始しながら救命センターへの搬送を検討するのもひとつの選択肢でしょう。

▶ 皮膚科にコンサルトしつつ，初期輸液のための末梢静脈路確保を実施します。初期輸液は，Baxter法を参考に決定しますが，あくまで目安であると心得ましょう。なお，Baxter法では過剰輸液が懸念されるため，米国熱傷学会では2（mL）×体重（kg）×熱傷面積（％）の輸液量が推奨されています[9]。バイタルサイン，尿量（0.5〜1.0mL/kg/時），乳酸値などを参考に密にモニタリングし，過剰な輸液負荷を避けるスタンスが重要です。

・初期輸液の目安は24時間で2〜4(mL)×体重(kg)×熱傷面積(%)

◀文献▶

1) 松原知康, 他, 監:マイナーエマージェンシー はじめの一歩. メディカル・サイエンス・インターナショナル, 2023.
2) Brusselaers N, et al:Crit Care. 2010;14(5):R188.
3) Lee CJ, et al:J Burn Care Res. 2016;37(6):e579-85.
4) Kowal-Vern A, et al:J Burn Care Res. 2016;37(3):181-90.
5) 日本熱傷学会用語委員会熱傷用語集改訂検討特別委員会, 編:熱傷用語集. 改訂版. 日本熱傷学会, 2015.
   http://www.jsbi-burn.org/members/yougo/pdf/information10.pdf
6) Rice PL, et al:Emergency care of moderate and severe thermal burns in adults.（2024.08.25閲覧）
   https://www.uptodate.com/contents/emergency-care-of-moderate-and-severe-thermal-burns-in-adults
7) 熱傷診療ガイドライン〔改訂第3版〕作成委員会, 他:熱傷. 2021;47(Suppl):S1-180.
   http://www.jsbi-burn.org/members/guideline/pdf/guideline3.pdf
8) American Burn Association/American College of Surgeons:J Burn Care Res. 2007;28(1):134-41.
9) Cartotto R, et al:J Burn Care Res. 2024;45(3):565-89.

第2章

19 精巣捻転

泌尿器科

Learning Point

- 精巣捻転は緊急で捻転の解除が必要な疾患！ 治療のゴールデンタイムは6時間！
- 腹痛を主訴とする学童～思春期の男児では，腹部診察の際に陰嚢も同時に診察を！
- 精巣捻転を疑ったらTWISTスコアをつけて泌尿器科に急いでコンサルト！

症例

▶ 土曜日の夜中，13歳の男児が左下腹部の激しい痛みで来院した。寝る前から痛みはじめて痛み止めを飲んで我慢していたが，改善に乏しかったとのこと。

評価と対応

▶ 発症から約3時間が経過しており，痛みのためか待合室で嘔吐してしまった。腹部を触診しても特に異常所見はみられず，腹部の造影CTを施行しても腹腔内に異常は認めなかった。腹痛は改善に乏しく，症状も強いため腹部外科にコンサルトし，診察してもらうことに。

経過

▶ 腹部外科の先生に診療にあたってもらうが，やはり腹部に異常所見は認められなかった。小児の腹痛の鑑別として，精巣捻転の可能性はないかとアドバイスをもらい，改めて診察してみると，精巣の硬結，腫大を認めた（図1）。慌てて泌尿器科にコンサルトし診察してもらったところ，精巣捻転の可能性が高いと診断され，緊急手術の方針となった。

診断は精巣捻転だった……！

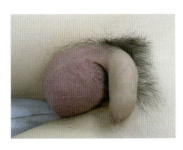

図1　精巣の所見
（岡山大学病院泌尿器科
　渡部智文先生よりご提供）

1. 見逃してはならない，精巣捻転とは

▶精巣捻転とは，精巣が精索の周りで回転し，精巣への血流が遮断されてしまう状態です（図2）。血流が途絶えると，精巣の組織の壊死は経時的に進行します。治療介入が遅れた場合，妊孕性に影響が出る可能性があるため，迅速に捻転を解除しなければなりません。治療のゴールデンタイムは6時間以内とされ[1]，それを超えると経時的に機能温存の可能性は低くなる，泌尿器領域の中でも代表的なレッドフラッグを示す疾患なのです。

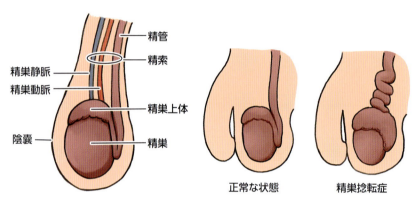

図2　精巣の解剖と精巣捻転症の病態

・精巣捻転は緊急で捻転の解除が必要な疾患。治療のゴールデンタイムは6時間以内

---

2. 一晩待てない，精巣捻転を見抜くポイント

▶精巣捻転は特徴的な病歴や好発年齢，身体所見を知っておくことで，早期に疑うことができます。TWISTスコアを参考に身体診察した上で，精巣捻転のリスクがあれば，泌尿器科にコンサルトしましょう。

(1) 病歴・好発年齢

▶新生児期および思春期前後に好発しますが[2]，成人男性にも発症することがあります。陰囊痛や陰囊の腫大が典型的な病歴ですが，時に腹痛を主訴に来院することもあります。下腹部痛や鼠径部痛の思春期男性を診察する際には，必ずパンツまで脱がせて診察することを心がけましょう[3]。

▶また，エコーによる評価は熟練した医師でなければわからないことも多いため，施設や時間帯によっては実施が難しいこともありますが，緊急の造影MRI検査についても泌尿器科と相談し，実施するか検討してもよいでしょう。

▶精巣以外の痛みを訴えている場合でも，精巣捻転を鑑別に挙げるべきです．左側のほうが右側よりも起こりやすく，冬などの寒い季節，夜間～早朝の時間帯に多いのが特徴です[4, 5]．外傷が原因で発生するのは約4～10％と言われています[6]．

【見逃しにつながるピットフォール】
・腹痛の主訴にとらわれて，腹部の診察のみで精巣捻転を見逃す
　➡腹痛を主訴とする学童～思春期の男児では，腹部診察の際に陰嚢も同時に診察を！

(2) 身体所見とTWISTスコア

▶身体所見は，精巣捻転を疑った際にスコアリングする「TWISTスコア」の評価項目を参考に評価を進めましょう（**表1**）[7]．まずは陰嚢の圧痛と陰嚢腫大の有無を評価します[1]．精巣の腫脹や硬さ，挙上の有無については健側と比較しましょう．そして，精巣挙筋反射（大腿内側を触診する刺激によって精巣が挙上するか）と悪心・嘔吐の有無を確認し，TWISTスコアを算出します．

表1　TWISTスコアとスコア別の治療方針

スコア	あり	なし
精巣の腫脹	2	0
硬い精巣	2	0
精巣の挙上	1	0
精巣挙筋反射の消失	1	0
悪心・嘔吐	1	0

リスク	スコア	治療方針
低	0～2	経過観察
中間	3～4	エコー検査
高	5～7	緊急手術

（文献7より改変）

▶TWISTスコアの感度と特異度は，低リスク（除外）と高リスク（診断）のカットオフをそれぞれ2点，5点とした場合，陰性および陽性的中率は100％であったと報告されています[7]．このスコアリングは，主に生後3カ月～18歳までを対象としていますが，それ以外の年齢でも参考になると言われています．

3. 一晩待てない，精巣捻転を疑ったら──コンサルトのタイミングと要点

▶TWISTスコアが5点以上の場合は，精巣捻転の可能性が高いため，直ちに泌尿器科にコンサルトしましょう．3～4点の場合はエコー検査と併せて評価を検討しますが，精巣捻転であっても血流が保たれている場合もあります．評価に慣れていないのであれば，早期に泌尿器科にコンサルトするというスタンスでよいと考えます．
▶また，エコーによる評価は熟練した医師でなければわからないことも多いため，施設や

時間帯によっては実施が難しいこともありますが，緊急の造影MRI検査についても泌尿器科と相談し，実施するか検討してもよいでしょう。

▶精巣捻転の治療の第一選択は，手術による捻転の解除です。発症から6時間以内に解除できれば，90％以上の確率で機能を温存できると報告されています[8]。しかし，12時間が経過すると機能温存の確率は約50％まで低下します[8]。泌尿器科医の診察，手術室の準備，麻酔科医の手配には時間がかかります。そのため，精巣捻転を疑ったら，すぐにコンサルトし，手術までの準備で協力できることを確認しましょう。

【学びを深める～精巣カラードプラエコー検査はどう評価しますか？】

　リニアプローブで，左右の精巣を比較して血流を評価します（図3）。捻転が生じている患側の精巣では血流の低下が起こり，腫大が認められるのが典型的な所見です。ただし前述の通り，血流が温存されている精巣捻転も存在しますし，あくまでも補助診断として，診断は泌尿器科に任せましょう。

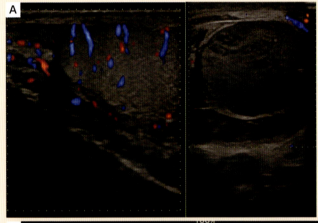
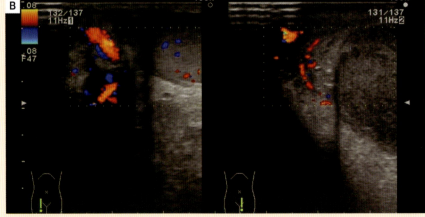

図3　精巣捻転のエコー所見
A：精巣。左側の精巣が患側（画像右）
B：精索および精巣上体。左側の精索が患側（画像右）

（岡山大学病院泌尿器科 渡部智文先生よりご提供）

また，捻れた精索が渦巻のように見える，whirlpool signがみられることもあります[9]（図4）[10]。感度は73%（新生児を除くと92%）で特異度は99%と非常に高いので，こちらも参考になります[9]。

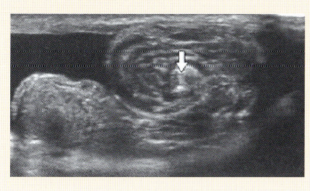

図4 whirlpool sign
白矢印：捻れた精索
（階戸 尊：medicina. 2023；60(4)：203. より転載）

【見逃しにつながるピットフォール】
・精巣のエコー所見を過信してしまう
　➡単一の検査所見のみでの判断は危険。迷ったら泌尿器科にコンサルトを

◀文献▶

1) 日本泌尿器科学会, 編：急性陰嚢症診療ガイドライン2014年版. 金原出版, 2014.
2) Feng S, et al：Urol Int. 2020；104(11-12)：878-83.
3) 小淵岳恒, 編：探求！ マイナーエマージェンシー. medicina. 2023；60(4)：10-313.
4) 星野英章, 他：泌紀. 1993；39(11)：1031-4.
5) 竹下英毅, 他：日泌会誌. 2016；107(4)：233-8.
6) Seng YJ, et al：J Accid Emerg Med. 2000；17(5)：381-2.
7) Barbosa JA, et al：J Urol. 2013；189(5)：1859-64.
8) Visser AJ, et al：BJU Int. 2003；92(3)：200-3.
9) McDowall J, et al：Emerg Radiol. 2018；25(3)：281-92.
10) 階戸 尊：medicina. 2023；60(4)：203.

第2章

20 急性尿閉（膀胱タンポナーデ） 泌尿器科

Learning Point

- 急性尿閉をみたら緊急性の高い原因がないか，膀胱タンポナーデのリスクがないかをすぐに評価！
- 採血検査や尿検査での腎不全や感染症の評価に加えて，エコーでの膀胱内評価が大切！
- 膀胱タンポナーデの可能性や，外傷や術後の影響で尿道の異常を疑った時点ですぐに泌尿器科にコンサルト！　緊急性の高い急性尿閉でなければ，まずは間欠的導尿や膀胱カテーテル留置を試す！

症例

▶ 70歳男性。循環器内科で心房細動に対する抗凝固薬を処方されていた方で，1カ月前に当院泌尿器科で膀胱癌の手術を受けていた。当日明け方より下腹部の張りと強い疼痛を感じ，我慢できないため家族に連れられて受診した。

評価と対応

▶ 来院時のバイタルサインは頻脈があるものの，おおむね安定していた。診察では下腹部が膨満しており，エコーで膀胱の著しい拡張と内部のもやもやとした異物を確認した。尿閉と判断しバルーンカテーテルを留置したところ，少量の血尿は引けたがその後尿の流出がほとんどなく，患者の腹痛は増悪していく……。

経過

▶ 泌尿器科にコンサルトした結果，膀胱タンポナーデのリスクが高いと判断され，すぐに駆けつけてくれた。泌尿器科外来から持ってきたカテーテルに入れ替えて，持続膀胱洗浄を開始した。その後，手術室での経尿道的電気凝固術の方針となった。

診断は急性尿閉に伴う膀胱タンポナーデだった……！

1. 見逃してはならない，急性尿閉とは

▶ 尿閉とは，膀胱内に大量の尿が貯留し，自力で排尿できない状態のことです。尿閉の原因としては，薬剤や飲酒によって引き起こされることが多く，最も頻度が高いのは前立腺肥大症によるものです。多くの場合は，救急外来に準備されているカテーテルを利用した間欠的導尿や尿道カテーテル留置によって，尿閉を解除することで事なきを得ます。

▶ しかし，注意しなければならない，レッドフラッグを示す尿閉も存在します。たとえば，

膀胱内に血液や血塊が蓄積し，尿の排出が完全に妨げられている場合です。この状態を膀胱タンポナーデと呼びます。尿閉が解除されず膀胱が過伸展しているため，患者の苦痛は時間とともに増していき，この膀胱の過伸展がさらに出血を増悪させてしまうという悪循環を生んでしまうのです。その結果として，治療が遅れると膀胱破裂や尿閉に伴う感染症のリスクを高めるため，洗浄できる特殊なカテーテルの挿入と迅速な膀胱洗浄が緊急で必要となります[1]。

▶また，そもそも尿閉をきたす原因が実は緊急で治療を要する脊髄疾患であったり，尿閉の結果として腎後性腎不全や腎盂腎炎による敗血症に進展したりする可能性もあります。急性尿閉は，原因検索と全身状態の評価が不可欠なのです。

2. 一晩待てない，急性尿閉を見抜くポイント

(1) 病歴聴取

▶まずは，表1の病因ごとの分類を参考に，尿閉の原因を探りましょう[2]。排尿障害がいつからあるのか，増悪しているのか，外傷の有無，排尿障害をきたしうる前立腺肥大症などの既往歴や内服薬の有無を確認します。中でも，膀胱タンポナーデを引き起こす凝血塊の原因となる，尿路系の手術歴の有無や抗血栓薬の内服歴は重要です。

表1　病因でわけた尿閉の原因となる疾患および病態

病因	疾患および病態
下部尿路閉塞	前立腺肥大症，便秘，前立腺癌/膀胱癌，尿道狭窄，尿路結石症，包茎　女性では，骨盤疾患を考慮（骨盤臓器脱や骨盤腫瘍など）
神経因性膀胱	排尿筋や尿道括約筋に関する神経の障害が挙げられる。外傷による脊髄の障害，脊髄梗塞，脱髄，硬膜外膿瘍，ギラン・バレー症候群，糖尿病性ニューロパチー，脳梗塞/脳出血など
排尿筋収縮不全	排尿筋が低下した状態に，急性に膀胱が拡張する病態が加わった際など（例：硬膜外麻酔中に留置カテーテルを使用せずに輸液負荷が行われた）
薬剤	抗コリン作動薬（抗ヒスタミン薬，抗精神病薬，抗うつ薬など抗コリン作用を持つ薬に注意），交感神経刺激薬（α刺激薬，β刺激薬）など
感染	前立腺炎，尿道炎，性器ヘルペス（局所炎症・神経障害），水痘・帯状疱疹ウイルス，外陰腟炎
外傷	骨盤，尿道，陰茎の外傷
その他	術後や産後に生じることも

（文献2より改変）

▶そして，表1の項目以外で重要な項目として，飲酒歴も併せて確認しましょう。前立腺肥大を有する患者が多量に飲酒して尿閉になるというのは，コモンな病歴のひとつです。

(2) 身体診察[1]

▶ 身体所見上は下腹部の膨隆が特徴的で，強い下腹部痛を伴う場合もあります．尿が出ないという主訴ではなく，腹痛として受診する場合もあるため，注意が必要です．

▶ 悪性腫瘍の既往がある場合は，脊髄・脊椎への転移による膀胱直腸障害を評価しましょう．尿意があり，直腸診で前立腺肥大が触知される場合は下部尿路閉塞を示唆します．一方で，尿意がなく直腸診で肛門括約筋トーヌスの低下が認められる場合は，神経因性膀胱の可能性を考慮します．

【見逃しにつながるピットフォール】
・下腹部痛を訴えて来院したため，尿閉の可能性を考えなかった
  ➡ 下腹部の膨隆をみたら尿閉の可能性を考え，以下の他覚的に評価できる検査を施行する

(3) 検査[3]

▶ **血液検査**：BUNやクレアチニンを測定して腎機能をチェックします．腎機能が悪化していれば，腎後性腎不全として経過観察入院を考慮します．高カリウム血症の合併にも注意しましょう．

▶ **尿検査**：感染や出血の有無を確認します．膿尿，細菌尿，pH高値，亜硝酸塩陽性などが認められた場合は感染を疑い，尿培養も併せて提出します．そして，尿検査で血尿，pH高値（＞7.5）が認められた場合，尿路結石の可能性を考慮しましょう．

▶ **腹部エコー**：尿が出ていないという病歴で来院した場合，尿閉と必ず鑑別しなければならないのは，無尿（尿量100mL／日未満）や乏尿（尿量100mL／日以上，400mL／日未満）です[4]．コンベックスプローブで膀胱内を評価する癖をつけておきましょう．まずは，膀胱内の残尿量を評価し，尿量を推定します（図1・2）[5, 6]．

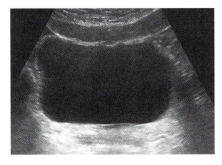

図1　膀胱のエコー所見
（文献5より転載）

▶ ちなみに，急性尿閉のカテーテル留置のプランニングでも評価が必要な前立腺肥大症についても，前立腺の大きさを参考に推察することができます（前立腺の体積が20mLまでを軽症，20mL以上50mL未満を中等症，50mL以上を重症とする）[4]．

▶ 上部尿路の拡張（腎盂拡張）があるかどうかを確認し，腎後性腎不全や腎盂腎炎の可能

性を評価します．加えて，膀胱内に結石や凝血塊など，膀胱タンポナーデの原因となりうる尿路を閉塞する要因がないか確認しましょう．

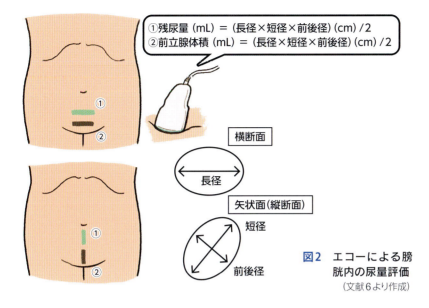

図2 エコーによる膀胱内の尿量評価
（文献6より作成）

3. 一晩待てない，急性尿閉を疑ったら──コンサルトのタイミングと要点

▶急性尿閉に対する処置としては，間欠的導尿または尿道カテーテル留置をまずは試してみるというスタンスで，基本的には問題ないと思います（手技の詳細は4章8参照）．ですが，各種所見で膀胱タンポナーデをきたしうる尿閉である場合は，特殊なカテーテルの留置と膀胱灌流，場合によっては手術室での経尿道的電気凝固術が必要となるため，即座に泌尿器科にコンサルトしましょう（到着までにできることは，4章8参照）．

▶加えて，泌尿器科手術を直近に受けている場合や，外傷による尿道損傷が疑われる場合，そして高度尿道狭窄の指摘がある場合（尿閉での頻回な受診歴がある場合が多い）は，解剖学的に留置が困難であり，手技による合併症のリスクが高いです．そのため，最初から泌尿器科にコンサルトして依頼しましょう．

◀文献▶

1) Selius BA, et al：Am Fam Physician. 2008；77(5)：643-50.
2) Barrisford GW, et al：Acute urinary retention.
https://www.uptodate.com/contents/acute-urinary-retention?search=urinary%20retention&source=-search_result&selectedTitle=1~84&usage_type=default&display_rank=1
3) Philip Buttaravoli, 他：マイナーエマージェンシー 原著第3版．大滝純司，監，齊藤裕之，編．医歯薬出版，2015．
4) 日本泌尿器科学会，編：男性下部尿路症状・前立腺肥大症診療ガイドライン．リッチヒルメディカル，2017．
5) 小林秀行：レジデントノート．2023；24(17)：167．
6) 小路 直：総合診療医のための泌尿器科プライマリケアハンドブック改訂版．ライフ・サイエンス，2013．

第2章

21　持続勃起症

泌尿器科

Learning Point

- 外傷以外を原因とする，虚血性の原因による持続勃起症は緊急度が高い！
- 虚血性持続勃起症のゴールデンタイムは6時間！　不可逆的な性機能低下を防げ！
- 泌尿器科にコンサルトしつつ，鎮痛とうっ血の解除を急ぐ！

症例

▶ 金曜日の夜中，50代男性が横になっていたところ会陰部に強い疼痛があり，我慢できなくなったため来院した。

▶ 当院への受診歴はなく，本人曰く特にこれまでこのようなエピソードはなかったとのこと。

評価と対応

▶ 来院時のバイタルサインは安定しているが，陰部の勃起が持続している状態だった。外傷機転などもなく，本人に誘因として思い当たることはないようであった。

▶ 患部を冷却し，鎮痛薬を使っても勃起は収まらず，疼痛の改善も乏しいため，オンコールの泌尿器科にコンサルトした。

経過

▶ 泌尿器科の医師は，持続勃起症の可能性があるため，急いで来院して対応してくれることに。待っている間によくよく話を聞いてみると，うつ病および不眠症で近医精神科に通院しており，先週よりトラゾドンを処方されていた。

診断は薬剤性の持続勃起症だった……！

1. 見逃してはならない，持続勃起症とは

▶ 持続勃起症とは，性的刺激や興奮とは無関係に，勃起が4時間を超えて持続している状態のことであり，診断は視診と病歴聴取によって容易に可能です。5〜10歳の男児と20〜50歳の成人男性が，好発年齢とされています。原因は大きく虚血性（静脈性）と非虚血性（動脈性）にわけられ，緊急対応が必要なのは虚血性の場合です（血管を含めた陰茎の解剖を図1に示す）。非虚血性の場合は，即座の対応を要することは少ないですが，

虚血性の放置は男性機能に不可逆的な影響を及ぼす可能性があるため，原因検索が何より重要となります。

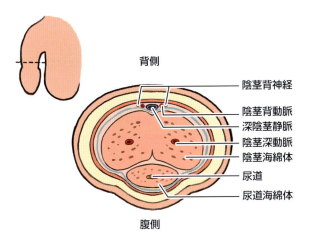

図1　陰茎の解剖

- 緊急性の高い持続勃起症は，虚血性（静脈性）であり，その原因検索が重要

2. 一晩待てない，持続勃起症を見抜くポイント

▶持続勃起症をきたす原因疾患は以下の通りで，具体的な病態は表1の通りです[1]。非虚血性と対比しながら，以下の項目を中心に虚血性の可能性を評価しましょう。

表1　持続勃起症の原因

非虚血性持続勃起症の原因
外傷性
虚血性持続勃起症の原因
1. 特発性 2. 造血系疾患（鎌状赤血球症，白血病，サラセミアなど） 3. 感染症（サソリ咬傷，クモ刺咬症など） 4. 代謝障害（アミロイドーシス，Fabry病など） 5. 神経障害（脊髄障害，馬尾症候群，脊柱管狭窄症，脳血管障害など） 6. 悪性腫瘍 7. 薬剤性 　・勃起改善薬 　・αアドレナリン受容体拮抗薬（タムスロシンなど） 　・抗不安薬（トラゾドンなど） 　・抗凝固薬（ヘパリン，ワルファリン） 　・抗うつ病薬および抗精神病薬 　・降圧薬（ヒドララジン，プロプラノロールなど） 　・ホルモン補充療法（ゴナドトロピン放出ホルモン，テストステロンなど）

（文献1より改変）

(1) 病歴・既往歴

▶ まず，病歴として虚血性の持続勃起症は，強い痛みと完全な勃起状態を特徴とし，非虚血性の場合は勃起が不完全で，会陰部打撲が先行することが多いとされています。病歴から明らかな外傷歴が確認できる場合，それらが直接的な原因である可能性が高いでしょう。裏を返せば，<u>外傷性以外の持続勃起症は虚血性の可能性が高く，緊急の対応が必要</u>です。原因となりうる既往や内服歴がないか，**表1**を参考にしっかり病歴を聴取しましょう。

▶ ちなみに，本症例の原因薬剤であったトラゾドンは，薬剤性の持続勃起症の原因としての頻度が高いと報告されており，ホスホジエステラーゼ（phosphodiesterase；PDE）5阻害薬などの勃起改善薬よりも頻繁に確認されているとされています[2]。

(2) 検査

▶ 追加検査としては，鎌状赤血球症や白血病などの血液疾患の既往があれば血液検査を，尿路感染症の可能性がある場合は尿検査を施行しましょう。

▶ 病歴のみでは判断が難しい場合，陰茎海綿体内血液ガス分析が虚血性か非虚血性かの判断の参考になります。通常の血液ガス測定用の注射キットで，2時または10時の方向から陰茎に垂直に穿刺して採血します。深さは2cm程度で，海綿体に針先が達すれば，勢いよく血液を採取できます。虚血性ですでに海綿体内で血液凝固が進行し，うまく脱血を認めない場合は，生理食塩水で針の詰まりを開通させ，再度脱血を試みる必要があるので，無理せず中断しましょう。虚血性であった場合は低い酸素分圧と高い二酸化炭素分圧を示し，非虚血性の場合はほぼ正常な動脈血液ガスの値となります[1]。

> 【これがあったら緊急！】
> ・外傷以外の受傷機転の原因の多くが虚血性！
> ・原因検索をしつつ急いでコンサルト！

3. 一晩待てない，持続勃起症を疑ったら──コンサルトのタイミングと要点

▶ <u>虚血性持続勃起症の治療のゴールデンタイムは発症から6時間</u>とされていますが，発症から時間が経過してから来院するケースも多く，実際には時間的な余裕がないことも多々あります。泌尿器科にコンサルトした後，我々が実施できる処置としては，<u>鎮痛およびうっ血の解除</u>です。発症から36時間を超えると将来的に勃起不全を生じるとされているため[1]，泌尿器科に相談しつつ以下の処置を実施しましょう。

(1) 鎮痛

▶ うっ血の介助の前に，十分な局所浸潤麻酔を施行しましょう。陰茎起始部の3時・9時方向から1cm頭側の皮層を穿刺する陰茎背神経ブロックが施行されることが多いですが[3]，経口薬・静注薬による鎮痛でも問題ありません（**図2**）。

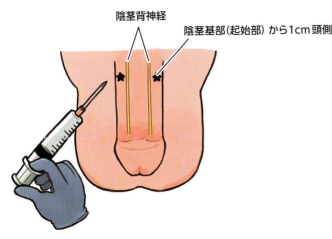

図2　陰茎背神経ブロック

(2) 海綿体の減圧[1,4]

▶陰茎外側（3時もしくは9時方向）より通常20G前後の比較的太めの注射針もしくは翼状針を用いて脱血を行います。翼状針は抜かずに留置したままにし，抜けないように十分に固定しましょう。また，血栓の解除のために生理食塩水を用いた海綿体の洗浄を行うことがあり，脱血と洗浄を同時に行う場合には，翼状針を3時方向と9時方向に合計2つ留置することもあります[5]。

▶さらに過剰な血流を解除するために，以下のような血管収縮薬を投与する方法もありますが，泌尿器科と相談しながら処置を進めましょう。

【処方例】[1]
- フェニレフリン（ネオシネジンコーワ注）0.2mg＋生理食塩水10mLを3〜5分おきに1mLずつ陰茎海綿体内に直接注入
※1：脱血とは異なり，薬剤投与には30G程度の針を使用
※2：血圧上昇・反応性徐脈に注意しつつ，最大1.0mgまで
※3：小児では保険適用外使用であることに留意

【学びを深める〜非虚血性持続勃起症への対応は？】
　非虚血性の場合は基本的に緊急性に乏しい場合が多く，まずは陰茎動脈の圧迫やクーリングを行い症状の改善を図りつつ，経過観察を行います。これらの対応により約6割で保存的に改善が認められたとの報告もあります。非虚血性であるか自信のないときや，症状の改善が認められない場合には，造影CTを実施しつつ，塞栓術の適応も含めて泌尿器科へ相談しましょう。

◀文献▶

1) Salonia A, et al：Eur Urol. 2014；65(2)：480-9.
2) Schifano N, et al：Int J Impot Res. 2024；36(1)：50-4.
3) Podolej GS, et al：Emerg Med Pract. 2017；19(1)：1-16.
4) 武部弘太郎, 編：救急診療, 時間軸で考えて動く！ レジデントノート. 2022；24(11)：1788-995.
5) Ericson C, et al：Urol Clin North Am. 2021；48(4)：565-76.

第2章

22 泌尿器外傷

泌尿器科

Learning Point

- 精巣外傷や陰茎折症は，早期に外科的治療をしなければ生殖機能の低下をきたす可能性がある！
- 血尿の有無や精巣の左右差は必ず確認し，精巣捻転や尿道損傷の可能性を考慮する！
- エコーで白膜断裂を評価しつつ，基本的には急いで泌尿器科にコンサルトする！

症例

▶ 15歳男児。既往歴はなし。休日の部活動で野球中にボールが陰部にぶつかり受傷。陰囊は著明に腫大し，痛みを訴えている。

評価と対応

▶ バイタルサインは安定しており，排尿は可能で血尿はみられなかった。しかし，痛みのためか来院後に数回嘔吐した。氷で冷却を行い，鎮痛薬を処方して休息を促したが，腫脹はさらに激しくなっている様子であった。

経過

▶ 泌尿器科にコンサルトし診察を依頼したところ，エコー上で白膜損傷が認められ，精巣の血流も一部途絶していることが判明した。精巣外傷に加え，精巣捻転の可能性も考えられたため，緊急手術の方針が立てられた。

診断は緊急手術を要する精巣外傷だった……！

1. 見逃してはならない，泌尿器外傷とは

▶ ウォークインで来院する泌尿器外傷のうち，高エネルギーな受傷機転である場合は少なく，バイタルサインも安定していることが多いでしょう。ですが，一部の泌尿器外傷の中には，早期に緊急治療しなければ性機能低下をきたすものも存在します。代表的なものとして，精巣外傷および陰茎折症の2つは，治療のゴールデンタイムのある，レッドフラッグを示す泌尿器外傷であることを知っておきましょう[1, 2]。

- 精巣外傷および陰茎折症など，レッドフラッグを示す泌尿器外傷が存在する

2. 一晩待てない，泌尿器外傷を見抜くポイント

(1) 精巣外傷
①病歴・身体所見[3]

▶バイク乗車中の追突事故や，スポーツなどによる鈍的な外力が原因で，精巣が恥骨や坐骨の間に挟まれることで発生します[4]。身体所見としては，陰嚢皮膚の裂傷や穿通創の有無を確認しましょう。排尿・血尿の有無を確認し，そのほか，尿道など他部位の合併損傷の可能性も評価します。

▶精巣が左右差をもって腫脹していれば，誰もが精巣外傷を疑うと思いますが（図1，ここまで腫脹が目立たないことも多い），逆に虚脱している場合も注意が必要です。精巣脱出の症例では，陰嚢内容が消失し，約80％は腹壁下に精巣が発見される表在性脱出となると言われています[5]（図2）。左右差がある場合は必ず画像検査をし，外傷性精巣脱出を見逃さないようにしましょう（図3）。

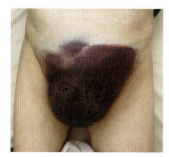

図1　精巣外傷
（岡山大学病院泌尿器科 渡部智文先生よりご提供）

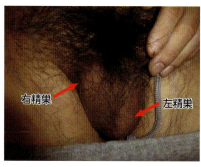 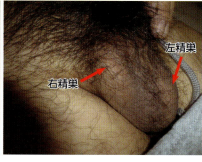

図2　精巣脱出
（岡山大学病院泌尿器科
渡部智文先生よりご提供）

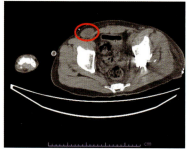

図3　精巣脱出のCT所見（図2と同症例）
赤丸の部分に脱出した精巣を認める
（岡山大学病院泌尿器科 渡部智文先生よりご提供）

【見逃しにつながるピットフォール】
・陰嚢が腫脹していないから大丈夫……？
 ➡ 外傷性精巣脱出の可能性あり。左右差があれば必ず画像検査を！

②画像検査

▶ リニアプローブによるエコー検査で，精巣内の血流途絶や白膜損傷の状態を確認しましょう[3]。ドプラを使用することで精巣の血流，そして精巣白膜損傷の有無が評価できるとされ，白膜断裂の所見は感度100％，特異度65％と報告されています[6]。しかし，非専門医でエコー評価に自信がない場合は，自分の評価を過信せず泌尿器科にコンサルトし評価してもらいましょう。

▶ また，軽度～中等度の鈍的外傷では約20％に精巣捻転を合併すると言われています[1]。こちらも併せて評価し，見逃しを避けましょう（2章19参照）。

(2) 陰茎折症

①病歴・身体所見[3]

▶ 勃起時に強力な外力が加わり，陰茎白膜が断裂した状態を指します（図4）。原因としては，性行為中に無理な力が加わった場合，自慰中に強い力をかけた場合，子どもが飛び乗った場合，などが代表的です。受傷時には断裂音が聴取され，痛みとともに勃起した陰茎の急激な腫脹，血腫による陰茎の変色，弯曲などが確認できます。視診や病歴聴取で診断が容易な場合も多いでしょう。外尿道口からの出血，肉眼的血尿，尿排出症状や排尿時痛が認められる場合には，尿道損傷の合併を疑いましょう。

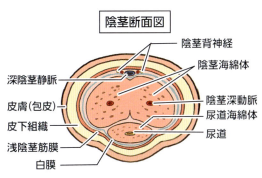 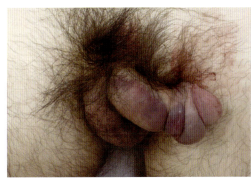

図4　陰茎の解剖と陰茎折症の身体所見

（岡山大学病院泌尿器科 渡部智文先生よりご提供）

②画像検査

▶ 診断にはエコーやMRIが有用で，重要なのは白膜の断裂の有無を評価することです[3]（図5）。

▶ エコーは最初に施行すべき画像検査であり，白膜断裂部位が特定できれば，手術時の切開法選択にも役立ちます。ただし，見慣れていなければ評価が難しいことも多く，自信がなければ泌尿器科にコンサルトし，評価してもらいましょう。

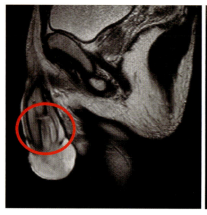
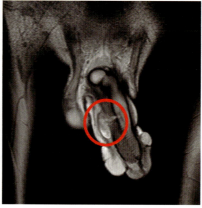

図5 MRI所見
赤丸の部分は白膜の連続性の破綻が疑われ，近傍に血腫を認める
(岡山大学病院泌尿器科 渡部智文先生よりご提供)

3. 一晩待てない，泌尿器外傷を疑ったら――コンサルトのタイミングと要点

(1) 精巣外傷

▶白膜損傷や精巣の血流障害がある場合は，緊急手術が必要です。受傷後72時間以内に外科的介入を行うことで，80～90％で良好な機能的転帰が得られますが，遅延群では45～55％で機能的転帰が低下すると報告されています[1]。エコー所見に自信が持てない場合は，躊躇せず泌尿器科にコンサルトし診察してもらいましょう。

(2) 陰茎折症

▶白膜断裂を伴う陰茎折症に対しては修復術が必要です。修復術は，尿道損傷がない場合には24時間以内に行いますが，尿道損傷を合併する場合には可能な限り早期に行うことが推奨されています[3]。時間が経過しても手術が検討される場合もあるので，疑った時点で早期に泌尿器科にコンサルトしましょう。

◀文献▶

1) Philip Buttaravoli, 他：マイナーエマージェンシー 原著第3版．大滝純司，監，齊藤裕之，編．医歯薬出版，2015.
2) Rosenstein D, et al：Med Clin North Am. 2004；88(2)：495-518.
3) 日本泌尿器科学会，編：泌尿器外傷診療ガイドライン2022年版．医学図書出版，2022.
4) Chandra RV, et al：Urology. 2007；70(2)：230-4.
5) Ko SF, et al：Ann Emerg Med. 2004；43(3)：371-5.
6) Buckley JC, et al：J Urol. 2006；175(1)：175-8.

第2章

23 歯の外傷（完全脱臼）

歯科

Learning Point

- 歯の外傷は見逃されやすい！　頭頸部付近の外傷では，口腔内の評価を忘れずに！
- 適切にコンサルトするためにも，どこの歯がどんな状態になっているかを言語化する！
- 緊急性の高い歯の完全脱臼は，急いで歯科にコンサルトしつつ，歯根を触らず乾燥させないように脱臼歯を保管する！

症例

▶ 30歳男性。酔って自転車を運転中に縁石にぶつかり，顔から落下したとのこと。何とか家に帰ったが，頬の擦過傷からの出血があり，心配した家族に連れられて病院を受診した。

評価と対応

▶ バイタルサインはおおむね安定しているが，酩酊状態のため軽度意識障害を認めた。出血も静脈性で圧迫するとすぐに止まった。頭部CTを撮影したところ，明らかな頭蓋内出血はみられなかった（図1）。しかし，患者は「口の中が鉄の味がする」と訴えたため，口腔内を確認すると，門歯がぐらぐらしており，今にも抜け落ちそうな状態であった。

経過

▶ 患者が「心配しなくて大丈夫」と言いながら門歯を触ると，歯が完全に抜け落ちてしまった（図2・3）。対応が必要だと考え，歯科にコンサルトしたところ，緊急処置が必要であり，歯を保存しておいてほしいと頼まれた。指示に従い，抜けた歯を生理食塩水に浸けて保存し，歯科の到着を待った。到着後，緊急で再接着術の方針となった。

診断は歯牙完全脱臼だった……！

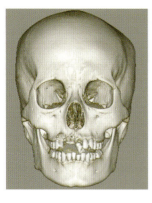

図1　顔面3DCT所見
(県立広島病院歯科・口腔外科よりご提供)

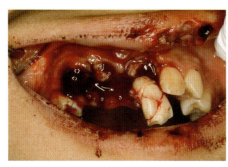

図2　口腔内所見
(県立広島病院歯科・口腔外科よりご提供)

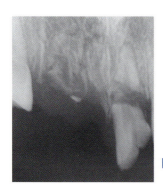

図3　パントモX線所見（参考画像）
(県立広島病院歯科・口腔外科よりご提供)

1. 見逃してはならない，歯の外傷とは

▶救急外来には「歯が痛い」「歯をぶつけた」などの歯科関連の訴えで受診する方もいます。歯の外傷は頻度としても高く，平日日中であれば歯科をそのまま受診することが多いですが，休日や深夜は外科系当直で対応しなければならない状況もあるでしょう。また，顔面外傷として受診した患者を診療してみると，実は歯牙損傷があったというケースも多く経験します。

▶歯の外傷は，治療のゴールデンタイムを有するものも存在します。中でも歯牙が完全に抜け落ちた完全脱臼は，歯科による処置と適切な脱落歯の保存ができなければ再接

着ができない，まさに一晩待てない歯の外傷であるため，見逃してはならないのです。

・歯の完全脱臼は超緊急！　すぐに歯科にコンサルトしつつ，脱落した歯が残っていれば適切に保存する

【見逃しにつながるピットフォール】
・顔面外傷などの目立つ外傷所見に気をとられて，歯牙損傷を見逃してしまう
　➡頭頸部付近の外傷では，口腔内の評価を忘れずに！

2. 一晩待てない，歯の外傷を見抜くポイント

▶外傷部位から出血が持続している場合は，時に気道の異常をきたすため，気道の評価を欠かしてはなりません（2章4参照）。まずは口腔内を吸引し，出血点を確認しましょう。出血点を同定した上でガーゼを用いて圧迫します。患者に協力してもらえそうな場合はガーゼを噛んでもらうのもよいでしょう。この時点で圧迫で制御できない多量な出血がある場合は，早期に歯科にコンサルトしましょう。

▶治療の緊急性があるかどうかを判断する上で重要なのが，「どこの歯が，どんなふうに折れている/抜けている」のかを正確に評価することです。まずは，歯が折れている（破折）のか，抜けている（脱臼）のかを判断します。病歴としては，破折は「歯がかけた」，脱臼は「歯がグラグラする」「歯が抜けた」という訴えが代表的です。

▶そして，歯科に歯の外傷の程度を上手に伝えるために，以下の基本知識と評価のポイントを意識しましょう。

(1) どこの歯の損傷なのか（歯列）

▶歯列は永久歯の場合は32本，乳歯は20本で構成されています（図4）。特に学童期の場合，治療の緊急性にも関わります。可能な場合は損傷している歯が乳歯か永久歯かを

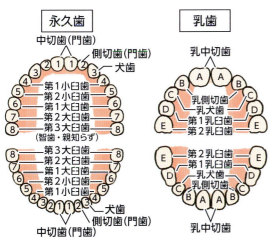

図4　永久歯と乳歯の歯列
コンサルトの際にはどこの歯が損傷しているか正確にプレゼンできるとよい
（文献4を参考に作成）

問診で確認しておき，あらかじめ評価しておきましょう．

(2) 破折の場合：どこで折れているのか

▶歯牙の構造は歯冠部と歯根部に大別されます（図5）．大まかに，歯肉より上の部分の歯冠部，歯肉に埋もれて見えない部分の歯根部の，どちらに該当するかを評価しましょう．

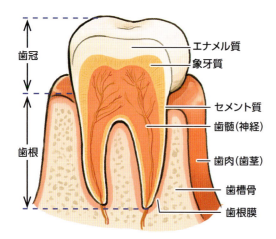

図5　歯牙の構造

▶歯冠破折の場合はエナメル質，象牙質，歯髄のどこまで損傷されているかを評価します（図6）．エナメル質のみの損傷や破折では，痛みはほとんど感じないため，痛みがなければエナメル質までの損傷と考えてよいでしょう．歯髄には神経だけでなく血管が走行しているため，破折面が赤く見えたり，そこから出血したりしていれば，歯髄まで損傷していると判断します．

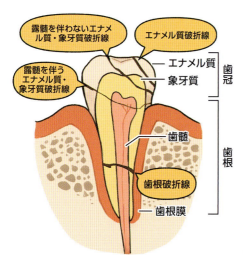

図6　歯冠破折および歯根破折

▶また，象牙質が薄くなって歯髄が透けて見えると，ピンク色に見えます．そのため，破

折面に赤やピンク色の部分が見える場合は，歯髄まで損傷があるか，歯髄に近いところまで損傷があると判断できます。
▶破折の場合の評価のフローチャートを図7にまとめました。「歯冠破折か歯根破折か」「歯冠破折の場合はエナメル質，象牙質，歯髄のどこまで損傷されているか」を適切に評価しましょう。

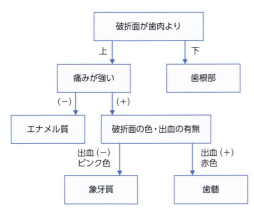

図7 破折の評価のフローチャート

▶エナメル質や，象牙質の破折の場合は後日の受診でもよいとされています。ただし，歯髄まで及ぶ破折の場合は，翌日には歯科紹介が望ましいでしょう。なぜなら，早期に治療介入しなければ脱髄や感染のリスクが高く，時に抜歯の対応も必要となる可能性があるからです。
▶注意すべき点として，歯根破折は一見すると完全脱臼に見えることがあります。しかし，両者の対応は大きく異なるため，慎重な評価が必要です。完全脱臼の具体的な対応については後述します。

(3) 脱臼の場合：どんなふうに抜けているのか

▶脱臼は震盪，亜脱臼，側方脱臼，挺出，陥入，脱落（完全脱臼）に分類されます。表1を参考に，本人の自覚症状や視診で評価をしましょう。
▶この中で「一晩待てない」のは完全脱臼です（対応は後述）。また，手で軽く引っ張るだけで歯が抜けてしまいそうな状態の場合も，誤嚥のリスクを考慮して抜歯を検討する必要があります。そのほかは基本的に翌日の歯科受診で問題ないでしょう。

表1 歯の外傷の分類

震盪	歯牙の動揺はないが，打診で違和感や疼痛がある。支持組織の外傷	
亜脱臼	歯牙の転位はないが，触診で動揺，打診で疼痛がある。歯肉溝（歯肉とエナメル質の間）から出血することがある	
側方脱臼	歯牙が側方（歯軸方向以外）に転位。歯槽骨骨折を伴うことが多い	
挺出	歯牙が歯槽骨から歯冠部の方向に転位（歯が飛び出して見える）	
陥入	歯牙が歯冠部から歯槽骨方向へ転位。歯牙の動揺は少ない	
脱落（完全脱臼）	歯牙が支持組織から完全に抜け落ちる	

（文献4を参考にイラスト作成）

【これがあったら緊急！】
・歯牙の脱落（完全脱臼）

---

3. 一晩待てない，歯の外傷を疑ったら──コンサルトのタイミングと要点

▶歯牙の脱落（完全脱臼）は歯科の中でも「緊急疾患」であり，迅速な歯科へのコンサルトに加えて，到着するまでの間に脱臼歯をどのように保管するかが非常に大切です。一般的に脱落後30分以内であれば生着率が良い一方で，脱落後2時間以上経過すると予後は悪いとされています。術前検査や口腔内のパントモ撮影（時間外では撮影できないことも多い）など，歯科に必要な検査を確認して協力するのに加えて，以下のポイントを押さえて適切に保管しましょう。

【脱臼歯の保管方法のポイント】
①**歯根の周りを擦ったりきれいにしたりしない！**
　ガーゼや歯ブラシで清掃してしまうと，歯根膜は簡単に剥がれてしまいます。歯根膜組織の状態は再植後の歯の予後に大きく影響するため，可能な限り湿潤状態に保ち，早期に治療することが重要です。たとえ土で汚れていたとしても，そのまま液体

に入れて保存しましょう．とにかく，脱臼歯の歯根に触れてはならず，触っていいのは歯冠だけと心得ます．

②**歯牙を乾燥させない！**

　脱臼歯は乾燥しないよう，液体に入れて保存するようにしましょう．歯牙保存液で保存するのが理想ですが，生理食塩水や牛乳（ロングライフミルクや低脂肪乳を除く）で保存するのでも問題ありません．消毒液や水道水は，歯根膜組織を傷つけるリスクがあるため避けます．ちなみに，それぞれの液体による保存可能時間については文献により幅がありますが[1〜3]，生理食塩水は1〜2時間程度，牛乳は6時間程度，歯牙保存液は約1日と言われているため，専門科の対応が遅くなりそうな場合は，牛乳や歯牙保存液を入手するようにするとよいでしょう．

　そのほか，生理食塩水を含ませたガーゼで歯を包んだり，口の中に入れたりしておくことも選択肢のひとつですが，誤飲や窒息には注意が必要です．

◀文献▶

1) Majewski M, et al：Pol Merkur Lekarski. 2022；50(297)：216-8.
2) 日本外傷歯学会：歯の外傷治療のガイドライン 平成30年7月改訂．(2024.12.10閲覧)
　 https://www.ja-dt.org/file/guidline.pdf
3) ネオ製薬工業：歯の救急保存液 ティースキーパー「ネオ」．(2024.12.10閲覧)
　 https://www.neo-dental.com/ip/prdct/tsfrm.htm
4) EM Alliance：EM Allianceの知っ得、納得！ER Tips. 日経BP, 2021.

第3章 外科系当直に紛れ込んでくる内科的疾患

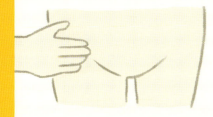
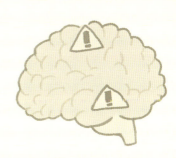
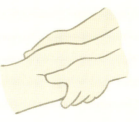
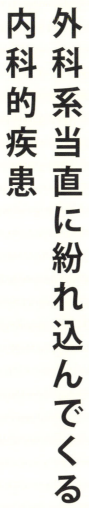
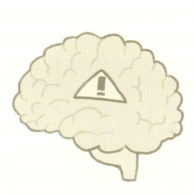
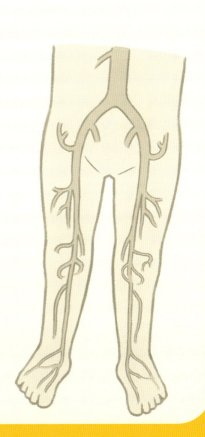
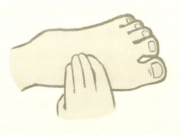

第3章

1 急性動脈閉塞症

Learning Point

- 「突然発症」の病歴では，血管系の疾患（血管が破れた，詰まった）を疑う！
- 下肢の疼痛など，限局した部位での症状では，解剖学的な知識を用いて網羅的に見逃してはならない疾患を鑑別する！
- 5Pの症状や足関節上腕血圧比（ankle brachial index；ABI）を参考に，早期に疑いコンサルトすることが救肢につながる！

症例

▶ 金曜日の夕方6時頃，60歳男性がトイレに行こうとした際，急に左下肢の激しい痛みを自覚し，症状が続くため家族に連れられて来院した．高血圧，発作性心房細動，慢性腎不全（維持透析），両側膝人工関節再置換術術後および腰椎すべり症の既往があり，当院に通院歴あり．

評価と対応

▶ 来院時，左下肢痛のため苦悶様の表情を見せ，発汗していた．血圧は191/119mmHg，脈拍は不整で150回/分といずれも高値を認めた．腰痛もあるが腰背部に明らかな圧痛・叩打痛はなかった．

▶ 腰椎すべり症による腰痛や左下肢痛を認めるときもあるようで，左下肢の動かしにくさも認めた．今回も腰椎すべり症の増悪と考えたが，本人曰くいつもと症状が異なるとのこと．急性発症の病歴であり，大動脈解離などの大動脈系疾患の除外目的に造影CTを施行したが，明らかな解離腔は認められなかった．腰椎すべり症に関連がある疼痛にしてはあまりに疼痛が強いと判断し，手術終わりで院内にいた整形外科にコンサルトした．

経過

▶ 造影CTを見返すと，腹部大動脈の左総腸骨動脈分岐部より左側の下肢の造影不良を認め，動脈閉塞が疑われた（図1）．急いで血管外科にコンサルトし，血管再建術の方針となった．

診断は左下肢の急性動脈閉塞症であった……！

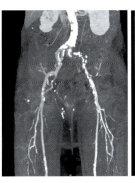 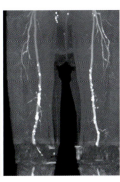 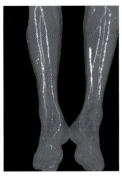

図1　下肢造影CT所見　　　　　　　　　　　　　　　　　　（自験例，許可を得て掲載）

1. 見逃してはならない，急性動脈閉塞症とは

▶急性下肢動脈閉塞症は，突然動脈が閉塞し下肢の血流が遮断される疾患であり，迅速な診断と治療を要します。発症原因は，大きくわけて心疾患（特に心房細動）による血栓が下肢血管を塞ぐ塞栓症と，動脈硬化や動脈瘤，血管炎による血栓症の2種類です。発症後6～8時間がゴールデンタイムであり，この時間内に血行再建できれば，多くの場合障害を残さず回復すると言われています[1]。高い死亡率（約20％）と合併症，そして下肢切断率（約30％）が報告されており，早期に疑わなければならない緊急性の高い疾患なのです[1]。

2. 一晩待てない，急性動脈閉塞症を見抜くポイント

▶本症例のように，下肢痛のような局所的な症状を示す症例については，筋肉，血管，神経，骨といった解剖学的にイメージしうる構造物が原因である可能性を網羅的に鑑別します。このような鑑別方法は，解剖学的アプローチとも呼ばれます。

▶本症例のように，既往歴に伴う神経に起因する可能性が高いと当初判断していても，血管由来の可能性を考慮して，動脈閉塞などの疾患を見逃さない思考回路が大切となります。急性動脈閉塞では閉塞する血管によって，下肢痛や腰痛など，きたしうる症状は様々です。来院した症状の原因が既往歴で説明がつく場合も，常にそれ以外の可能性を探るスタンスが大切なのです。

(1) 病歴

▶典型的な病歴としては，突然発症であること，そして不整脈（発作性心房細動など）や心疾患，脳梗塞の既往などが挙げられます。そのほか，カテーテル検査，外傷，血行再建術の既往がある場合もリスクが高いと言われています[2]。救急外来において，突然発症は「詰まった・破れた・ねじれた」の病態を考慮します。そして心房細動患者の突然発症では，「詰まった」（塞栓症）を常に疑いましょう。

（2）身体所見

▶動脈閉塞を疑うべき症状として，教科書的には「5P」が有名です。

> 5P：pain（疼痛），pallor（蒼白），pulselessness（拍動消失），paresthesia（知覚異常），
> paralysis（運動麻痺）

▶急性動脈閉塞の場合，神経は虚血発症から4〜6時間，筋は6時間で不可逆的変化をきたすとされています[3]。知覚障害の有無は組織の虚血を疑うサインであり，運動麻痺は不可逆的な変化の始まりのサインと考えるとよいでしょう（図2）[4]。今回の症例では疼痛に加えて，進行した虚血を示唆する運動麻痺も出現しており，5Pの所見はすべて当てはまっていました。

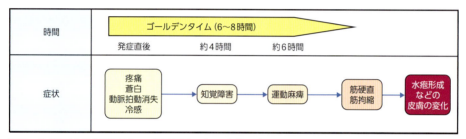

図2　急性下肢動脈閉塞症の時間経過による症状の変化の例　　（文献4より改変）

▶脈拍の触知は図3の4箇所で確認します。エコーによるカラードプラやドプラ聴診で左右差を確認すれば，より客観的な指標として評価できます。

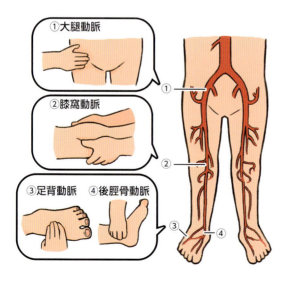

図3　それぞれの動脈における脈拍触知のイメージ

- 心房細動患者の突然発症の病歴＋下肢の5P症状
  ➡急性動脈閉塞症を疑う！

3. 一晩待てない，急性動脈閉塞症を疑ったら──コンサルトのタイミングと要点

▶急性動脈閉塞症が疑われる場合，その時点で迅速にコンサルトすることが重要です。フォガティーカテーテルを用いた血栓除去などが治療選択肢となるため[5, 6]，各施設で担当する専門科（多くの場合，心臓血管外科であることが多い）にコンサルトしましょう。また，急性動脈閉塞によってコンパートメント症候群をきたしている場合は，整形外科による減張切開が必要になるケースもあります。

◀文献▶

1) Winters ME, et al：Med Clin North Am. 2006；90(3)：505-23.
2) Hess CN, et al：Circulation. 2019；140(7)：556-65.
3) Gornik HL, et al：Circulation. 2024；149(24)：e1313-410.
4) 宮田哲郎, 編：一般外科医のための血管外科の要点と盲点. 第2版. 文光堂, 2010.
5) Ouriel K, et al：N Engl J Med. 1998；338(16)：1105-11.
6) Norgren L, et al：J Vasc Surg. 2007；45 Suppl S：S5-67.

第3章

2 閉鎖孔ヘルニア

Learning Point

- 高齢者の股関節痛の鑑別で頻度が高いのは大腿骨近位部骨折！
- 股関節〜大腿部痛において，鼠径ヘルニアや閉鎖孔ヘルニアを含む内因性疾患の可能性も頭の片隅に！
- 画像所見で原因が明らかでない場合は，ベッドサイドに戻って再度入念な身体診察を！

症例

▶ 日曜の夜中，80代女性が右股関節から大腿部にかけての下肢痛による体動困難で家族に車で連れられて来院した。当院では1年前整形外科で左大腿骨頸部骨折に対して手術を受けていた。日中に近医の整形外科を受診した際は，坐骨神経痛と診断され様子をみていたとのこと。

評価と対応

▶ 家族に連れられて，車椅子で診察室に入ってきた。バイタルサインはおおむね安定していた。外傷のエピソードはなさそうで，大腿内側や股関節から膝下にかけての疼痛があり，歩行は困難なようだった。X線でも明らかな異常もなく，大腿部の触診もあまり痛がらない。念のため単純CTと採血検査もしたが，明らかな骨折を認めなかった。後日整形外科で精査してもらう方針とし，鎮痛薬を処方し帰宅となった。

経過

▶ 翌日，腹痛の増悪および嘔吐で再度救急要請。救急隊接触時にはショックだった。
▶ 慌ててカルテを見返すと，放射線科の読影レポートがついており，前日の画像で閉鎖孔ヘルニアの可能性が指摘されていた。来院後造影CTを施行[1]（図1），閉鎖孔ヘルニアの診断で緊急手術の方針となった。

診断は，閉鎖孔ヘルニアだった……！

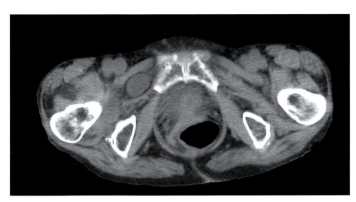

図1　閉鎖孔ヘルニアのCT所見　　　（自験例，許可を得て掲載）

1. 見逃してはならない，閉鎖孔ヘルニアとは

▶閉鎖孔ヘルニアとは，骨盤を構成する坐骨と恥骨で形成される閉鎖孔をヘルニア門とする外ヘルニアであり，痩せた高齢の経産婦に好発します[2]。閉鎖孔の外閉鎖筋と恥骨筋の間に小腸（稀に大腸）が嵌入し腸閉塞を生じ，嵌頓しやすいのが特徴とされています。嵌頓した場合は絞扼性腸閉塞を発症し，本症例のようにショックとなることもあるため，見逃してはならないのです。

▶その他のヘルニアである，大腿ヘルニアや鼠径ヘルニアも時に嵌頓し重篤化します。大切なのは，高齢者の股関節および下肢痛において，閉鎖孔ヘルニアなどの内因性疾患の可能性も頭の片隅に置いておくことです[3]。内因性の可能性を常に考えるのが外科系当直の鉄則でしたね。

2. 一晩待てない，閉鎖孔ヘルニアを見抜くポイント

(1) 身体所見

▶鼠径靱帯周囲の膨隆や，大腿径の左右差がないかをチェックします。閉鎖孔ヘルニアの特徴的所見として，Howship-Romberg徴候と呼ばれる大腿内側と股関節から膝部にかけての疼痛があります。これは，閉鎖孔に存在する閉鎖神経が，嵌入した腸管によって神経圧迫されることで疼痛を誘発します。閉鎖孔ヘルニアの50％程度にみられる有用な所見ではありますが[4]，除外診断に用いることはできません。

(2) 画像検査

▶CTが有用であり，閉鎖孔ヘルニアでは本症例のように閉鎖孔に腸管の脱出を認めます（図1）。原因であるヘルニアが存在している尾側の骨盤腔外には，なかなか注意が及びにくいことも多いため，見逃されがちです。腸閉塞としても，拡張腸管の壁は造影効果が保たれている症例や，それほど腹水が目立たない症例が多いと言われています[1]。その他のヘルニアと異なり，外閉鎖筋などの見えるスライスまでチェックしなければ見

逃してしまうので注意が必要です。

> - 痩せた高齢の経産婦で，股関節痛や大腿部痛があるものの外傷エピソードがはっきりしない場合は閉鎖孔ヘルニアを想起
> - 閉鎖孔ヘルニアを疑う所見を評価する
> - 大腿内側と股関節から膝部にかけての疼痛（Howship-Romberg徴候）を認める
> - 腹部CTで閉鎖孔より脱出した腸管を認める

【学びを深める～高齢者の股関節痛の鑑別診断はどう進める？】

　高齢者の股関節痛の鑑別において，転倒という受傷機転がなくてもまず想起するのは大腿骨近位部骨折です。5％程度は明らかな受傷機転がないと言われています[5]。X線やCTで明らかな骨折線がなければ，ベッドサイドに戻って再度入念な身体診察を行いましょう。患肢に荷重をかけられなかったり，股関節の内外旋で強い疼痛があったりすれば骨折として入院させておき，翌日整形外科に相談するのが無難でしょう。後日，MRIで不顕性骨折の診断となる場合もあります。

　その他の大きくマネジメントが変わる股関節痛の鑑別としては，ステロイドユーザーであれば大腿骨頭壊死を，人工関節などのインプラント挿入後であればインプラント周囲骨折や股関節脱臼を想起します。また，発熱や血液検査での炎症所見があれば化膿性股関節炎を疑いましょう。80歳以上の高齢者や糖尿病，3カ月以内の股関節手術歴がある場合は特に注意しましょう[3]。

3. 一晩待てない，閉鎖孔ヘルニアを疑ったら──コンサルトのタイミングと要点

▶本疾患は手術によるヘルニア門の閉鎖や，腸管壊死がある場合には小腸切除が必要となります。画像上，閉鎖孔ヘルニアを疑った時点で緊急手術の可能性があるため，すぐに腹部外科にコンサルトしましょう。全身麻酔下の緊急手術になる可能性を考慮し，術前に必要な検査をしながら到着を待ちます。

◀文献▶
1) 山内哲司：レジデントノート．2020；22(4)：629-30.
2) van den Heuvel B, et al：Hernia．2011；15(3)：251-9.
3) Wilson JJ, et al：Am Fam Physician．2014；89(1)：27-34.
4) Karasaki T, et al：Hernia．2014；18(3)：413-6.
5) 増井伸高：骨折ハンター レントゲン×非整形外科医．中外医学社，2019.

第3章

3 一過性意識消失

Learning Point

- 外傷をみたら必ず受傷機転を確認し，一過性意識消失の可能性を疑う！
- 当直で除外すべき失神は，心原性（心血管性）失神と出血に伴う起立性低血圧！
- 失神患者の高リスク基準（▶p142）を参考に，緊急性の高い失神を除外せよ！

症例

▶ 土曜の夜間当直中，50代男性が病院前の路上で頭部を打って倒れているところを通行人に発見され，連れられてきた。患者は受傷時の記憶がないとのこと。

評価と対応

▶ 来院時のバイタルサインはわずかな頻脈および高血圧が認められたが安定しており，神経学的な異常はみられなかった。頭部CTでは明らかな頭蓋内出血は認められず，心電図にも異常はみられなかったため，脳震盪が原因と考えられ，帰宅とした。

経過

▶ 帰宅しようと病院を出た直後に患者は再度意識を失い，転倒した。スタッフは急いでストレッチャーに乗せ，採血検査とルート確保を行った。再度診察をすると直腸診で黒色便を認め，採血結果では著明な貧血を認めた。消化管出血に伴う起立性低血圧が意識消失の真の原因であったと考えられ，急いで消化器内科にコンサルトし入院となった。

診断は外傷に隠れた起立性低血圧であった……！

1. 見逃してはならない，一過性意識消失とは？

▶ 外科系当直で数多く対応する軽症外傷の中には，見た目が派手な外傷に隠れた内因性の見逃してはならない病態が存在します。最も頻度が高いのが一過性意識消失の中に含まれる，失神です。救急搬送された失神患者の17％に外傷を合併するとも言われており[1]，外傷の背後に隠れた緊急性の高い失神を見抜くことは非常に重要です。外傷をみたら必ず受傷機転を確認し，一過性意識消失の可能性を疑うというスタンスで診療にあたりましょう。

▶一過性意識消失について理解する上で，まずは一過性意識消失と意識障害を区別して考えることが重要です（図1）[2]。時間経過での意識レベルの変動に注目しましょう。意識障害が速やかに自然に軽快する場合は一過性意識消失，意識レベルの異常が持続する場合は意識障害です。

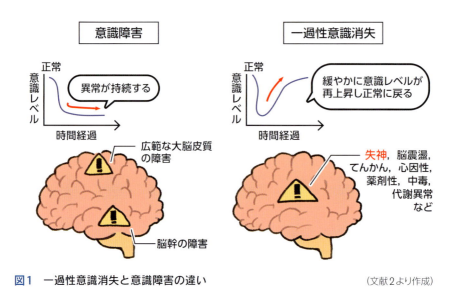

図1　一過性意識消失と意識障害の違い　　　　　　　　　　　　（文献2より作成）

- 外傷の患者を診療するときは，一過性意識消失の可能性を考慮する
- 一過性意識消失と意識障害の違いは，速やかに意識レベルが元の状態まで改善するかどうか

▶一過性意識消失は失神とその他（てんかんと代謝異常，心因性など）の原因にわけられます（図2）[3]。一過性意識消失の中で最も頻度が高いのは失神であり，原因が特定され

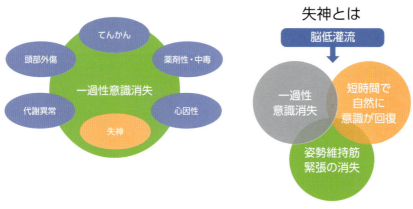

図2　ベン図を用いた一過性意識消失と失神の病態イメージ　　　（文献3より作成）

▶ た一過性意識消失のうち約3/4が失神です[4]。
▶ 次に失神の定義を再確認しましょう。失神とは大脳皮質全体の脳血流の急激な低下によって発症する一過性意識消失のことです。突発性で持続時間は数分間と短く，自然に意識レベルは改善します。姿勢維持筋緊張の消失が伴うことも特徴であり，この結果として転倒外傷の病歴で受診することもあります。
▶ 失神は大まかに分類すると，心原性（心血管性）失神，起立性低血圧，反射性失神の3つにわけられます（表1）[5,6]。この中でも心原性（心血管性）失神は長期の死亡率に関連し，頻度が20％と決して低くないため[4]，初期診療で見逃さないことが非常に重要です。そして，特に出血を背景とする起立性低血圧も治療が遅れることで致命的になりうるため，失神の原因検索において念頭に置く必要があります。

表1　失神の分類

分類		鑑別疾患
心原性 （心血管性）失神	不整脈	徐脈/頻脈性不整脈，薬剤性不整脈
	器質的心疾患	大動脈弁狭窄症，閉塞性肥大型心筋症，大動脈解離，肺血栓塞栓症など
	その他	クモ膜下出血，腹部大動脈瘤切迫破裂など
起立性低血圧	一次性自律神経障害	自律神経障害，パーキンソン病など
	二次性自律神経障害	糖尿病，尿毒症，アルコール性など
	薬剤性起立性低血圧	アルコール，降圧薬，利尿薬など
	循環血液量低下	出血，下痢，嘔吐など
反射性失神	血管迷走神経反射	精神的ストレス（恐怖，疼痛など）
	状況失神	排尿，排便，咳嗽，食後
	頸動脈洞症候群	ひげ剃り，きつめの襟元など

（文献5，6より改変）

【外傷に隠れた，緊急性の高い一過性意識消失】
・心原性（心血管性）失神
・主に出血に起因する起立性低血圧
外科系当直では，外傷に隠れたこれらの一過性意識消失を見抜くことに注力する

---

2. 一晩待てない，一過性意識消失を見抜くポイント

▶ 救急外来において，外傷に隠れた緊急性の高い一過性意識消失を見逃さないための思考回路をまとめました（図3）。重要なのは，常に心原性（心血管性）失神および起立性

低血圧（特に出血を背景とするもの）を念頭に精査を進めることです。救急外来では失神の原因の確定診断に至らない場合も多いため，とにかく緊急性の高い失神の可能性が高い，高リスクに該当する失神を拾い上げるというスタンスで診療を進めましょう。

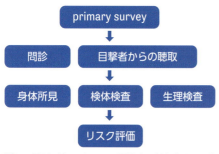

図3　緊急性の高い一過性意識消失を見逃さないための思考回路

【失神患者の高リスク基準】[4, 7, 8]

1. バイタルサインの異常（特に低血圧）
2. 器質的心疾患の存在
3. 不整脈性の失神が示唆される
    1) 労作中，仰臥中の失神
    2) 失神直前の動悸
    3) 失神の前駆症状なし
    4) 心臓突然死の家族歴
    5) 心電図異常（p144，表4参照）
4. 重大な背景疾患：多量出血，電解質異常など

---

(1) primary survey

▶まずは大前提として，primary surveyにおいて異常があればすぐに介入しましょう。外傷に起因したものに引っ張られがちですが，心原性（心血管性）失神の場合はバイタルサインの異常をきたす可能性が高いと言われています[4]。

(2) 病歴聴取

▶一過性意識消失の診断の肝は，詳細な病歴聴取です。本人はもちろん，目撃者や救急隊からも話を聞きましょう。しかし，患者自身が記憶を失っている場合，自分で説明できないこともあるため，意識消失の目撃者がいないと診断は難しくなります。以下の問診のポイントを参考に，どのように受傷したのか，頭の中でショートムービーが描けるくらい詳細に情報収集をしましょう。そして，典型的な失神の病歴を熟知しておくのも大切です（表2）[9]。

表2　失神の分類と典型的な病歴

分類	典型的な病歴
心原性 (心血管性)失神	・前駆症状のない失神 ・痛み，動悸の前駆症状がある失神 ・労作中の失神 ・仰臥位で起こった失神など
起立性低血圧	・前駆症状として，貧血様症状を認める失神 ・仰臥位や座位から立位に伴う失神 ・降圧薬内服中患者の失神 ・パーキンソン病，糖尿病患者の失神など
反射性失神	・精神的ストレス下の失神 ・排尿，排便などの状況失神 ・ひげ剃り，きつめの襟元に伴う失神など

(文献9より作成)

【一過性意識消失の問診のポイント】[10]

頻度：短期間に反復する場合，心原性などの緊急性の高い一過性意識消失を疑う

直前の行動と体位：
- 10分以上の運動中，仰臥位での発生は心原性を疑う
- 食事中，食後，排便・排尿後などの病歴は反射性を疑う

前駆症状：めまい，発汗，消化器症状，眼前暗黒感，ホワイトアウト，聴力低下，異音は失神を疑う（前失神状態）

発症様式：眼位の変化はてんかん発作を疑う

一過性意識消失の持続時間：通常，数分で自然回復

不随意運動：てんかん発作を疑う。ただし，失神でも痙攣を引き起こすことあり。一過性意識消失に痙攣が先行する場合，全般性てんかん発作を疑う

心臓病や突然死の家族歴：心原性の可能性を疑う

---

(3) 身体診察

▶ 胸部聴診では心音や呼吸音を聴取し，弁膜症を示唆する心雑音や心不全を示唆するⅢ音，Ⅳ音，crackles，喘鳴などの心原性疾患の所見がないかを評価します[11]。また，出血に伴う起立性低血圧を疑う病歴があれば，眼瞼結膜貧血の有無や，直腸診により血便の有無を確認しましょう。さらに，胸背部痛など大動脈解離を疑う病歴がある場合は，血圧の左右差を測定します[12]。

▶ 神経所見としては，意識消失において神経脱落症状を伴うことは多くありませんが，てんかん発作後にTodd麻痺をきたすことがあります。簡略化した身体診察として，瞳孔所見や眼球運動，顔面麻痺の有無や構音障害，上下肢の運動麻痺，指鼻指試験などを確認するようにしましょう。失神と全般性痙攣発作の鑑別は，historical criteriaでの判断が有用と言われています（**表3**，感度：94%，特異度：94%）[13]。舌咬傷の有無などを確

認しましょう。

表3　historical criteria

評価項目（≧1点：痙攣，＜1点：失神）	点数
舌咬傷	2
混迷，異常体位，四肢の痙攣様運動	1
情動的ストレスを伴う意識消失	1
発作後昏睡	1
意識消失中に頭部が片方に引っ張られる	1
déjà vuなどの前駆症状	1
失神感	−2
長時間の座位・立位での意識消失	−2
発作前の発汗	−2

（文献13より改変）

(4) 各種検査

▶12誘導心電図や血液検査，胸部X線を施行し，見逃してはならない失神の可能性を探ります。中でも，心原性（心血管性）失神を疑う上で心電図は非常に重要なので，**表4**に記載した心電図異常所見がないか必ず確認しましょう[8]。

表4　危険な心電図所見

major	・急性虚血の心電図変化 ・Mobitz II型の2度 or 3度房室ブロック ・＜40bpmの徐脈性心房細動 ・＜40bpmの洞性徐脈 or 繰り返す3秒以上のポーズ ・脚ブロック（特に二枝ブロック），QRS≧0.12秒，左室肥大，or 異常Q波 ・持続性/非持続性心室頻拍 ・ペースメーカー/ICDの不調 ・coved型Brugadaパターン ・V1-V3でのST上昇（Brugadaパターン） ・QT延長症候群：複数回の12誘導でQTc＞460ms
minor 病歴から不整脈失神が疑わしい場合はハイリスク	・Mobitz I型2度 or 著明なPR延長のある1度房室ブロック ・40〜50bpmの無症候性の軽度洞性徐脈，40〜50bpmの徐脈性心房細動 ・発作性上室頻拍や心房細動 ・pre-excited QRS complex（WPW症候群など） 　QT短縮（≦340ms） ・非典型的Brugadaパターン ・不整脈原性右室心筋症を疑う右胸部誘導での陰性T波，ε波

ICD：植込み型除細動器　　　　　　　　　　　　　　　　　　　　　　　（文献8より作成）

▶ここまでの評価で，追加で必要となる採血項目や画像検査，生理検査はおのずと定まってくるはずですが，生理検査において心エコーによる評価がどこまで必要かは悩まし

いところです．ある文献では，65歳以上で心疾患の既往があり，一過性意識消失を疑う場合は心エコーが必要と提案されています（**表5**）[14]．参考にはなりますが，心疾患の既往があり心原性（心血管性）失神を疑っている時点で，それ以降の検査や入院の必要性は循環器内科の先生に相談するとよいでしょう．

表5　一過性意識消失を疑う外傷患者に対して推奨される検査の一例

外傷患者	心電図	心エコー
①65歳以上かつ心疾患の既往がある場合	○	○
②65歳未満かつ心疾患の既往がある場合	○	×
③ISS≧15の場合	○	×

ISS：injury severity score，外傷重症度スコア　　　　　　　　（文献14より改変）

3. 一晩待てない，一過性意識消失を疑ったら──コンサルトのタイミングと要点

▶心原性（心血管性）失神を疑った場合，来院後もバイタルサインが安定していれば入院としてモニタリングしながらの経過観察をし，翌日循環器内科などの専門科にコンサルトします．しかし，バイタルサインが不安定であったり来院後も一過性意識消失を繰り返したりする場合は，急いで追加検査の必要性やdispositionを相談しましょう．出血に伴う起立性低血圧の場合は，造影CTなどで出血源を評価して，出血部位の止血について専門科にコンサルトします．

▶外傷患者を診察する際には，受傷機転を詳細に確認し，失神などの内因性疾患が原因になっていないかを常に念頭に置いて評価しましょう．隠れた重症疾患の見逃しを防ぐためには，このスタンスが重要です．

◀文献▶

1) Hori S：Keio J Med. 1994；43(4)：185-91．
2) 三谷雄己：みんなの救命救急科．志馬伸朗，監．中外医学社，2022．
3) Shen WK, et al：J Am Coll Cardiol. 2017；70(5)：620-63．
4) Soteriades ES, et al：N Engl J Med. 2002；347(12)：878-85．
5) Moya A, et al：Eur Heart J. 2009；30(21)：2631-71．
6) Bayard M, et al：Am Fam Physician. 2023；108(5)：454-63．
7) 吉村壮平：医事新報．2023；5174：18-30．
8) Brignole M, et al：Eur Heart J. 2018；39(21)：1883-948．
9) Strickberger SA, et al：Circulation. 2006；113(2)：316-27. Erratum in：Circulation. 2006；113(14)：e697．
10) 佐藤佳澄：レジデントノート．2024；26(9)：1615-23．
11) Al-Khatib SM, et al：J Am Coll Cardiol. 2018；72(14)：e91-220．
12) Klompas M：JAMA. 2002；287(17)：2262-72．
13) Sheldon R, et al：J Am Coll Cardiol. 2002；40(1)：142-8．
14) Harfouche M, et al：Int J Surg. 2017；44：210-4．

第4章

ここまでならできる！マスターしたい非専門科もできる処置

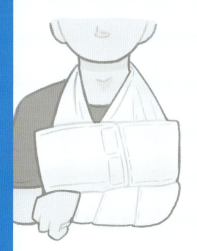
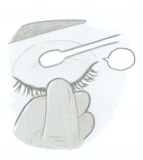
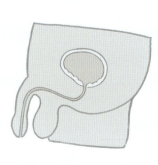
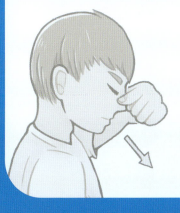
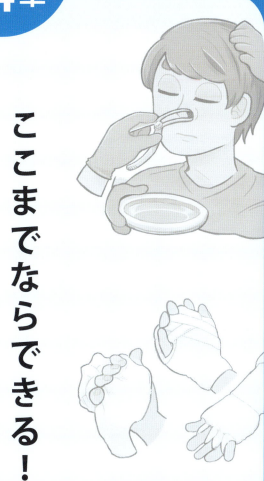
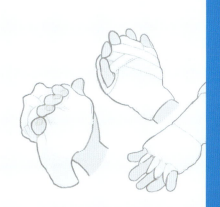
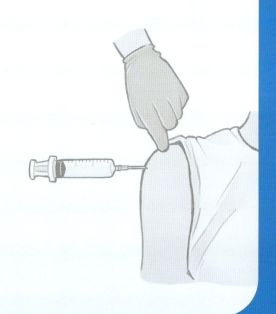

第4章

1 眼表面麻酔・眼瞼の反転・開瞼器の使い方

眼科

Learning Point

- 眼の観察や洗浄には眼表面麻酔が有用！ オキシブプロカインは処置のときのみに使用し，処方はしない！
- 眼瞼の反転は目の端から1cmを軸にすることを意識！
- 開瞼器は洗浄に便利！ 使用法と保管場所を確認しておく！

1. 手技を実践する前に

▶眼科的な手技は専門性が高く，敷居が高く感じるかもしれませんが，それらを習得しておくと眼科系疾患の観察や評価に非常に有用です．中でも今回紹介する眼表面麻酔や眼瞼の反転，開瞼器の使い方に関しては，非専門医でもコツを知っておけば利用できるものばかりです．是非注意点と併せて学び，今後の診療に活用して下さい．

2. 手技のポイント

(1) 眼表面麻酔

▶眼科領域の表面麻酔には，オキシブプロカイン（ベノキシール®など）を使用します．

▶角膜・結膜由来の痛みであれば，即効で消失するため，患者の抵抗がなくなり，観察・処置が容易になります．眼球のpHチェックや，開瞼器使用時を含め，処置時には必ず使用すると覚えておきましょう．

(2) 眼瞼の反転

▶眼瞼という硬い組織は，まつげの生える位置（上眼瞼縁）から約1cmぐらいの幅で存在します．したがって，その1cmよりもまゆげ寄りの末梢の部分を軸にして反転させようとしてもできません．眼瞼を上眼瞼縁から1cmのところを軸にして反転させましょう．

▶上眼瞼は下を向いてもらっていると反転しやすくなります．自分の手だけで反転できない場合は，綿棒や接触棒などを用います（**図1**）[1~3]．前述の通り上眼瞼縁から1cmのところに綿棒をあてて，眼瞼をひっくり返すように指でつまんで反転させましょう．

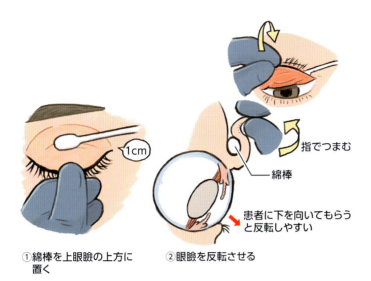

図1 眼瞼の反転方法　　　　　　　　　　　　（文献1～3を参考に作成）

(3) 開瞼器の使い方

▶まずは開瞼器を上眼瞼にかけます。しっかりとかかっていることを確認した後に，下眼瞼にもかけましょう。そして開瞼器を広げていき，しっかりと開いた状態でネジを締めて固定します（**図2**）[2]。簡単に使用でき，持続洗浄なども可能となるため，施設内の開瞼器の保管場所を確認しておきましょう。

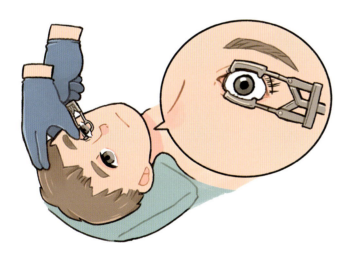

図2 眼瞼器の使い方のイメージ　　　　　（文献2を参考に作成）

3. 処置後のポイント

▶目の中の異物を除去できれば，感染予防の観点から抗菌点眼薬などの点眼薬を処方することもあります．その際に，オキシブプロカインは処置時には使用しても，絶対に帰宅時に処方してはいけません．なぜなら，オキシブプロカイン自体を頻回に点眼することで，角膜障害が起こりうるからです[4]．そして，眼科疾患の影響で眼痛が増悪している場合も，局所麻酔によって症状がマスクされてしまうため，認識が遅れてしまい問題となります．

◀文献▶

1) Philip Buttaravoli, 他：マイナーエマージェンシー 原著第3版．大滝純司，監，齊藤裕之，編．医歯薬出版，2015．
2) 松原知康, 他, 監：マイナーエマージェンシー はじめの一歩．メディカル・サイエンス・インターナショナル，2023．
3) 小淵岳恒, 編：探求！ マイナーエマージェンシー．medicina. 2023；60(4)：10-313．
4) McGee HT, et al：Expert Opin Drug Saf. 2007；6(6)：637-40．

第4章

2 鼻出血（前方）の止血

耳鼻咽喉科

Learning Point

- まずは下を向いて鼻翼全体を15分押さえる，"正しい"用手圧迫を！
- ガーゼを詰めた用手圧迫も有効！
- ガーゼパッキングは鼻腔底に沿って，畳んで詰めるイメージで！

1. 手技を実践する前に

▶鼻出血の好発部位は鼻腔前方（外鼻孔より1〜1.5cm奥の鼻中隔）に存在するKiesselbach部位であり，鼻出血の80〜95％がこの部位から生じます[1]。一方で後方出血の場合は，鼻腔前方からの止血処置では完全な止血を得ることが難しいことが多いです。まずは鼻鏡などを用いて，出血部位として最も多い前方のKiesselbach部位を確認しましょう（詳細は2章2参照）。

2. 手技のポイント

▶前方出血を止める方法は大きく以下の3通りにわけられます。順に試していきましょう。

(1) 用手圧迫

▶用手圧迫は病院に到着する前から実施されていることも多いでしょう。しかし，圧迫部位を誤っていたり圧迫時間が短すぎたりする場合も少なくありません。まずは，以下の要点を押さえた"正しい"用手圧迫を指導しましょう。来院前から電話で受診の相談があった場合や，待合で診察までに時間がある場合は本人に実施してもらいます。

①下を向いて
②鼻翼全体を（患側の鼻孔に綿球などを詰めるとなお良い）
③15分間押さえ続ける（図1）

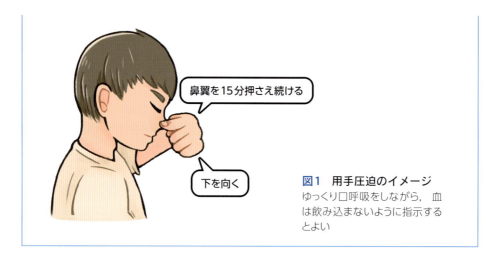

図1 用手圧迫のイメージ
ゆっくり口呼吸をしながら，血は飲み込まないように指示するとよい

(2) 患側の鼻孔にガーゼを詰める

▶患側の鼻にガーゼを数枚挿入した後，用手圧迫を併用し，10分程度経過したら，取り出して止血できたか確認します。この処置には，通称「ボスキシガーゼ」〔アドレナリン（ボスミン®外用液0.1%）とリドカイン（キシロカイン®液「4%」）を浸透させたガーゼ〕を使用するケースが多いでしょう。

▶近年，トラネキサム酸（500mg/5mL）を浸透させたガーゼでのパッキングで有効性を比較する研究報告[2,3]や，トラネキサム酸を用いたほうが，10分以内の止血率と早期帰宅率が上昇したという報告もありますが[2]，トラネキサム酸の使用がプラセボに比べて鼻前方のパッキングの必要性を有意に減少させなかったという報告もあり[4]，結論はまだ出ていないのが実情です。

▶自施設で使いやすい薬剤を選択するので構わないと考えますが，前述の用手圧迫の要点はしっかり伝えるようにしましょう。

(3) ガーゼパッキング

▶ここまでで止血が得られない場合は，軟膏を塗布した短冊ガーゼによるパッキングを試しましょう。ガーゼパッキングの目的は，出血部の圧迫止血です。そのため，前述したような数枚のガーゼではなく，短冊ガーゼで鼻腔内がいっぱいになるようにぎっちりと詰めましょう（図2）[5]。

▶顔は自然と上を向きがちになるので，まずは後頭部を介助者に支えてもらいます。そして，短冊状のガーゼを入れるときは，上方に向けると篩板損傷のリスクがあるため，鼻腔底に沿って入れる意識で奥に入れて，折り返しながら畳んで鼻腔内を占拠するイメージで実施しましょう。

▶この際，短冊ガーゼを何枚挿入したか枚数をカウントしておき，咽頭方向に落ち込んでいないかも確認します。可能な限りガーゼを詰めた後，咽頭への垂れ込みが続かなければ帰宅可能と判断しましょう。

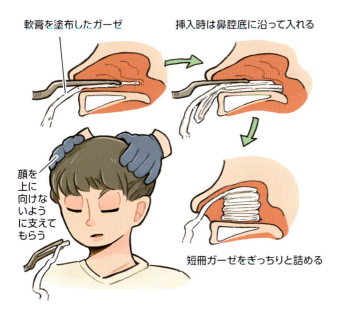

図2 ガーゼパッキングのイメージ （文献5を参考に作成）

3. 処置後のポイント

▶確実な止血を確認後は帰宅可能ですが，必ず翌日に耳鼻咽喉科を受診するよう指示します．これらの止血方法を試しても止血が得られない場合は，凝固異常が関連していたり，鼻腔後方からの出血の可能性があったりするため，耳鼻咽喉科へのコンサルトを依頼しましょう．

◀文献▶

1) Womack JP, et al：Am Fam Physician. 2018；98(4)：240-5.
2) Zahed R, et al：Am J Emerg Med. 2013；31(9)：1389-92.
3) Reuben A, et al：Ann Emerg Med. 2021；77(6)：631-40.
4) Ann Emerg Med. 2021 Feb 18；S0196-0644(20)31461-X.
5) Kucik CJ, et al：Am Fam Physician. 2005；71(2)：305-11.

第4章

3 鼻腔異物の摘出

耳鼻咽喉科

Learning Point

- 最も大事なことは，異物が気道に入ってしまうのを防ぐこと！
- 異物の形状によって最適な摘出法を使いわける！
- 異物の除去には器具を用いない方法もある！

1. 手技を実践する前に

▶鼻腔異物の摘出の際に重要なのは，異物が気道に入ってしまうのを防ぐことです。まずは病歴聴取や画像検査で，異物の数や形状を認識してから除去を試みましょう。摘出方法はいくつか存在しますが，異物の形状が鑷子で把持しやすいかどうかを参考に最適な方法を選択するのがコツです。

2. 手技のポイント

(1) 鼻鏡で異物を確認

▶異物の確認には，鼻鏡（図1）やヘッドライトを使用しましょう。この際，鼻腔内に血管収縮薬と局所麻酔薬を噴霧することで粘膜の腫脹を軽減し，治療時の痛みも緩和されます。ただし，ボタン電池などの特定の異物が関与している場合は，液体の噴霧が漏電を引き起こす可能性があるので避けましょう。

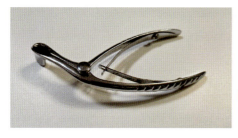

図1　鼻鏡
(県立広島病院耳鼻咽喉科 松元聡一郎先生
　よりご提供)

▶鼻鏡で鼻腔内を覗く際は，動くと粘膜を傷つけてしまう可能性があるので，患者の後頭部をしっかり支えてもらいます（図2）。示指を鼻鏡の先端に添えて，他の指でグリップをしっかり握り，先端が垂直方向に開くようにして挿入しましょう。

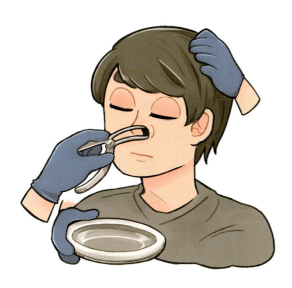

図2　鼻鏡で鼻腔内を覗く際のイメージ

(2) 鑷子で把持しやすい異物の場合
▶紙のように，鑷子で把持できそうな鼻腔異物であれば鑷子を用いて摘出します．鑷子でなかなかつかめない場合は前記のいずれかの方法を試しますが，異物を押し込んでしまう可能性もあるため，無理をしてはいけません．

(3) 鑷子で把持しにくい異物の場合
① parent's kiss法
▶parent's kiss法とは，患児をTrendelenburg体位にし，母親などの信頼されている大人が片方の鼻孔を指で塞ぎながら，子どもの口から息を優しく吹き込む方法です（図3）[1, 2]．この方法による鼻腔異物摘出の成功率は約60％と言われており[3]，合併症は報告されていないため，鼻腔が閉塞するような異物では推奨されています[4]．ただし，理論上は強い圧力による粘膜損傷の可能性もあるため，過度な力で吹き込まないよう注意しましょう．患児や母親の協力・理解が得られない場合は，バッグバルブマスクを使用して空気を送る方法も選択肢となります[5]．

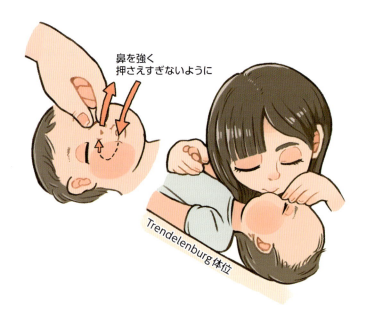

図3 parent's kiss法 （文献1, 2より作成）

②吸引法

▶吸引カテーテルを用いて異物を吸引し，摘出する方法です。この方法は，把持しにくい球形の異物に適しています。吸引管の先端を側孔がなくなる位置で切断すると，単孔となり吸引力が上がるため試してみて下さい（**図4**）。これにより，異物を奥に押し込む危険性がなくなり，安全に摘出できます。ただし，異物がはまり込んでいる場合は，吸引での摘出が難しいこともあります。

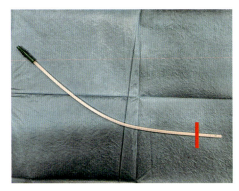

図4 吸引カテーテルの切断
側孔がなくなる部分（赤線）で切断すると，単孔となり吸引力が上がる

③バルーンカテーテルを用いた摘出法

▶5Frまたは6Frのバルーンカテーテルを異物より奥まで挿入し，バルーンに空気を入れて膨らませます。その後，カテーテルを引き抜いて異物を除去しましょう（**図5**）[6]。バルーンは柔らかいため，粘膜損傷による鼻出血のリスクが低く，気道に異物が入る危険性も低いとされています。

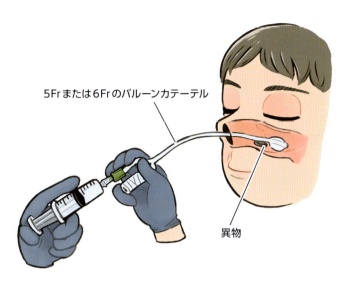

図5 バルーンカテーテルを用いた摘出法 （文献6を参考に作成）

3. 処置後のポイント

▶大切なのは，決して無理をしないということです．無理に取ろうとすると，気道異物や鼻出血などの合併症を引き起こします．また，その後耳鼻咽喉科に紹介した際に，患者が怖がって診察に協力してくれないこともあります．

▶耳鼻咽喉科の外来では，ファイバーを用いた観察の併用が可能なのはもちろん，様々な鑷子やフックなど，一般的な救急外来と比較すると実に多くの機器を用いた摘出手段があるのです．前記の方法で摘出が困難と判断した場合は，無理せず耳鼻咽喉科にコンサルトしましょう．

◀文献▶

1) 松原知康，他，監：マイナーエマージェンシー はじめの一歩．メディカル・サイエンス・インターナショナル，2023．
2) 林 寛之：ERの裏技 極上救急のレシピ集．シービーアール，2009．
3) Cook S, et al：CMAJ. 2012；184(17)：E904-12.
4) Isaacson GC, et al：Diagnosis and management of intranasal foreign bodies.
https://www.uptodate.com/contents/diagnosis-and-management-of-intranasal-foreign-bodies
5) Dwyer D：Emerg Med Australas. 2015；27(5)：495-6.
6) 小淵岳恒，編：探求！ マイナーエマージェンシー．medicina. 2023；60(4)：10-313.

第4章

4 肘内障の整復

整形外科

Learning Point

- 腕を引っ張られた以外の受傷機転も多い！ 急に片手を使わなくなったという病歴が重要！
- 腕が腫れているときや危険な受傷機転，5歳以上であれば整復の前に追加の検査を検討！
- 整復は回内法→回外屈曲法の順に試みて，整復後は普段の状態と比較して再評価！

1. 手技を実践する前に

(1) 肘内障の特徴とポイント

▶肘内障は，橈骨頭が輪状靱帯から亜脱臼することで発生します。手を引っ張られるという病歴が63％程度[1]とされていますが，それ以外にも，寝返りや転倒の際に起こります[2]。大切なのは，急に片手を使わなくなったという病歴から疑うことです。両親が「手首を痛がっている」とか，「肩が脱臼したかもしれない」と説明することもありますが，それらを鵜呑みにしないよう注意しましょう。

▶好発年齢は1～4歳の小児と言われており[3]，靱帯がまだ完全には固定されていないことによる，牽引やねじれの力によって好発しやすいのが原因と言われています。来院するときは，患児は軽く肘を曲げた状態で，手首をもう片方の手で支えていることが多いです。

(2) 整復する前に……

▶肘内障を疑った場合，典型的な病歴や好発年齢であれば整復前のX線は必須ではありません。肘内障と診断された7万7000人以上の米国小児を対象とした研究では，受診の29％でX線撮影がされましたが，上肢骨折を認めた患者はわずか0.3％でした[4]。単純X線の適応は以下を参考して下さい。

【単純X線の適応のまとめ】[5]
[5歳未満]
・生後6カ月未満で，寝返りを打つ際に腕が引っ張られたり体の下に挟まれたりした受傷機転ではない場合
・直接的な打撃や強い力が加わった場合
・肘関節の橈側に腫脹がみられる場合
・尺骨近位部または上腕骨遠位部に局所的な圧痛がある場合
・骨の変形が認められる場合
・整復に失敗した場合

[5歳以上]
- この年齢での肘内障は稀であり，腕に痛みや動きの制限がある小児については，典型的な腕の牽引のメカニズムや診断に適合する身体的所見がない限り，X線撮影が必要

【これがあったら緊急！】
- 少しでも腫れや左右差があれば，骨折の可能性があるため整復操作は禁忌！
- 骨折以外にも肘関節脱臼や感染（化膿性肘・手関節炎）の可能性もあり[6,7]，少しでも疑いがあれば，X線検査や採血を！

2. 手技のポイント

▶ 整復操作は一般的に2つの方法が知られています。1つは前腕を回内させる回内法であり，もう1つは前腕を回外させつつ肘を曲げる回外法です（図1）。回内法のほうが初回の整復成功率が高いと報告されていますので[8]，まずは回内法を試してみて，整復できなければ回外法を試すという手順でよいでしょう。

▶ どちらの方法でも，操作側の手で患児の前腕を軽く牽引し，もう片方の親指を肘頭付近に置き，整復時のクリック音を確認します。ただ，X線検査の途中や来院するまでに自然と整復されてしまっていることもしばしば経験し，クリック音が必ずしも聴取されるわけではありません。

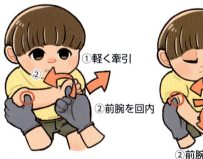
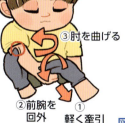

図1 肘内障の整復操作のイメージ

3. 処置後のポイント

▶ 整復操作後，患児が手を上げるようになれば，手技は成功とみなされます。ただし，経

験上は痛みや動かすことへの恐怖から，整復後すぐには手を動かさないことも多いです。ほとんどの患児は10分以内に普段通りの手の使用に戻りますが，約20％の子どもは10分後も手を使わないこともあるそうです[9]。整復直後は待合で15～20分程度待ってもらい，普段と同じように腕をしっかり動かしていることを家族に確認してもらってから，帰宅としましょう。

▶肘内障の再発率は約30％と報告されていますが，成長に従い発症することはなくなりますし，そのために過度に生活上の制限を加える必要はありません。保護者には，少なくとも3週間は子どもの腕を引っ張るような行動を避けるよう指導しておくと，再発の予防につながります。

◀文献▶

1) Vitello S, et al：West J Emerg Med. 2014；15(4)：554-7.
2) 江口佳孝，他：肘内障．小児疾患の診断治療基準．第5版．『小児内科』『小児外科』編集委員会，編，東京医学社，2018，p882-3.
3) García-Mata S, et al：J Pediatr Orthop. 2014；34(4)：432-6.
4) Genadry KC, et al：Ann Emerg Med. 2021；77(2)：154-62.
5) Moore BR, et al：Radial head subluxation (pulled elbow)：Evaluation and management. https://www.uptodate.com/contents/radial-head-subluxation-pulled-elbow-evaluation-and-management
6) Venkatram N, et al：Emerg Med J. 2006；23(6)：e37.
7) Nduaguba AM, et al：J Pediatr Orthop. 2016；36(1)：75-9.
8) Macias CG, et al：Pediatrics. 1998；102(1)：e10.
9) Schunk JE：Ann Emerg Med. 1990；19(9)：1019-23.

第4章

5 シーネ固定

整形外科

Learning Point

- シーネを巻く前に，必ず"PMS"の症状を確認する！
- 各関節の固定は良肢位を意識する！
- 帰宅後は自宅で"PRICE"を徹底してもらうよう伝える！

1. 手技を実践する前に

▶骨折で注意すべきなのは，骨折に伴う血行障害や神経障害を見逃さないこと，そして整復操作によって血管や神経が骨に挟まれたり擦れたりすることによる症状の増悪を見逃さないことです．シーネ固定の前にPMS〔P：pulse（脈の触知），M：motor（運動障害の有無），S：sensory（感覚障害の有無）〕をそれぞれ評価し（2章10参照），以下に該当する骨折は，すぐに整形外科にコンサルトしましょう．

- 開放骨折（2章14参照）
- 脱臼骨折（4章6参照）
- 骨折＋神経障害
- 骨折＋循環障害
- 骨折＋コンパートメント症候群
- 大きな転位を伴う骨折（今後上記のような骨折に進展する可能性あり／受傷早期に整復しなければ後日の整復が困難になる可能性がある）

2. 手技のポイント（図1）

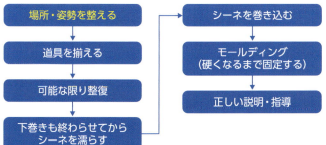

図1　シーネを巻く際の手順

▶シーネ固定を開始する前に，まずは場所や患者の姿勢を整えましょう。たとえば手関節の固定の場合は肘を置けるような手台を準備したり，足関節を固定する場合は腹臥位になってもらったりするなど，固定する関節に緊張がかからないように工夫します。
▶そして，巻き始めてから物品が足りなくて慌てないように，シーネやハサミ，下巻き（綿包帯），弾性包帯などの物品を準備しましょう。シーネのサイズに絶対のルールはありませんが，図2を参考にしつつ，体格に合わせて選択します。

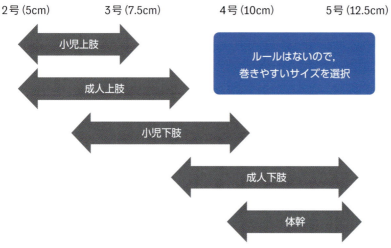

図2　シーネのサイズの選択

▶そして，シーネや弾性包帯などの処置全般に言えることですが，以下の3つの原則に沿って巻くときれいに，そして効果的に巻くことができます。

【シーネ・弾性包帯の3原則】
①患部を心臓より高い位置にし，末梢側から巻く➡患部のうっ血を最小限に！
②末梢側からコロコロ転がす程度の強さ（きつすぎないように）で巻く
③巻き幅は包帯幅の半分程度が目安

▶巻いた後のモールディングは，良肢位での固定を意識しましょう（図3）。良肢位とは，関節や骨が自然で機能的な位置に保たれる肢位のことです。シーネ固定をする場合は，筋肉や腱，関節に最小限のストレスをかけ，最大の機能を保持するために，良肢位で固定することが重要となります。各関節で固定する際に適した角度があることを知っておきましょう。

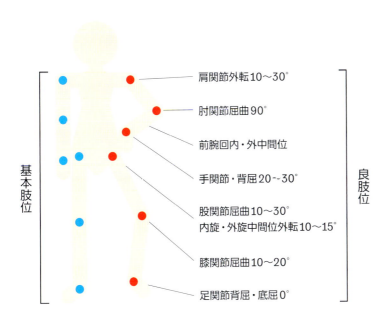

図3 基本肢位と良肢位のイメージ

▶ここからは，頻度の高い手関節と足関節のシーネ固定について解説していきます。

(1) 手関節固定（前腕掌側シーネ固定）

▶橈骨遠位端骨折などで実施することの多い，前腕掌側シーネ固定の要点を解説します。

▶まずは下巻き（綿包帯）を遠位より巻いて，シーネを前腕の下1/3まで覆う長さでカットしましょう。シーネを手の形に合わせた後，母指の中手指節（metacarpophalangeal；MP）関節の位置を確認し，図4を参考に追加でカットします。母指のMP関節の拘縮を予防するためにも，十分にマージンをとってカットしましょう。

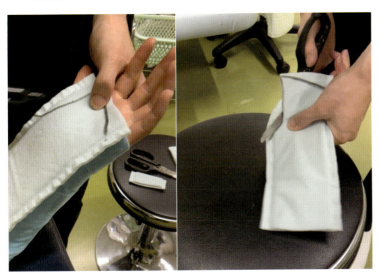

図4 追加でシーネをカットするイメージ
カットするラインは黒マジックで描いた線を参考に

▶シーネを濡らした後は，位置を調整して弾性包帯で巻き込んで固定します。特に母指と示指の間には注意を払い，動きを制限しないようにしましょう。良肢位を意識して少し背屈するぐらいこの形にしっかり合わせて，その他の部分もしっかりフィットさせて，固まるのを待ちます（図5）。

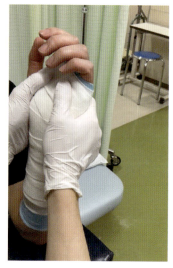

図5　手関節のモールディング
良肢位を意識してモールディング

（2）足関節固定

▶足関節の骨折などで実施されることの多い，足関節シーネ固定の要点を解説します。第一のポイントとしては，シーネの近位は腓骨頭（図6Aの○印）より4横指下までの長さ（図6Aのライン）として，腓骨頭をシーネで圧迫しないよう注意することです。医原性に腓骨神経麻痺を起こさないようにしましょう。

▶そして固定の際には，しっかりと足関節を背屈させるイメージで行うことが重要です。仰臥位もしくは腹臥位どちらの方法で巻いても構いませんが，仰臥位で行う場合は股

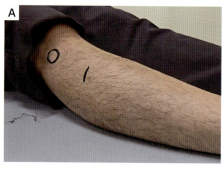 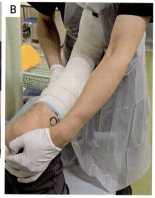 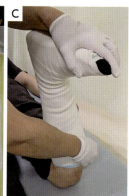

図6　足関節シーネ固定のイメージ
A：○は腓骨頭の位置であり，4横指下の長さまで巻くイメージ
B：自分の胸を患者の足に押しあてつつ押し込みながら，固まるまで待つ
C：腹臥位になれる場合は足を曲げてもらって固定する方法でもよい

関節を屈曲させておかないと足関節が底屈してしまう傾向があり，背屈が往々にして不十分となります．仰臥位の場合は，股関節を曲げた状態で，自分の胸を患者の足に押しあてつつ押し込みながら，固まるまで待つと背屈させやすくなります（図6B）．このように背屈を保つのが難しいこともあるため，腹臥位になれる場合は足を曲げてもらって固定する方法（図6C）がお勧めです．

3. 処置後のポイント

▶自宅では，PRICE〔P：protection（保護），R：rest（安静），I：icing（冷却），C：compression（圧迫），E：elevation（挙上）〕を徹底してもらうよう指導しましょう（図7）．また，シーネ固定の前に評価した，しびれや疼痛の症状がそれぞれ増悪しないかを確認し，増悪した場合はすぐに連絡してもらうよう伝えます．

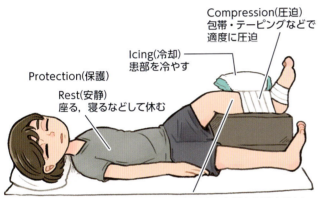

図7　PRICE処置

◀参考▶

▶ 福島成欣, 編：当直で役に立つ！ シーネ・ギプス固定の基本 虎の巻. 日本医事新報社, 2021.

第4章

6 肩関節脱臼整復　整形外科

> **Learning Point**
> - 整復のポイントは，十分に鎮痛してリラックスしてもらうこと！
> - 鎮痛の方法として，肩関節注射は簡便！　肩峰突起の側方1〜2cm下を穿刺！
> - 整復後は三角筋とバストバンドで固定！

1. 手技を実践する前に

▶まずは，上腕骨の骨折などを合併するレッドフラッグを示す肩関節脱臼ではないか，そしてPMS〔P：pulse（脈の触知），M：motor（運動障害の有無），S：sensory（感覚障害の有無）〕の異常がないかを身体所見や画像検査で確認しましょう（2章10参照）。評価の後，実際に整復を行う前に疼痛管理が必要かを検討します。

（1）鎮痛・鎮静の手段について

▶肩関節脱臼の整復のポイントは，患者にリラックスしてもらうことです。ある報告では，救急外来のおよそ25％の症例で薬剤を使用せずに整復が行われていましたが[1]，多くの場合，疼痛に伴う肩関節周囲の筋緊縮が起こります。疼痛が軽度であれば徒手整復を試みますが，疼痛の影響でリラックスできそうになければ積極的に鎮痛や鎮静を行いましょう。

▶鎮痛と鎮静には，様々な手法があり，鎮静薬静注や肩関節内局所麻酔注射，エコーガイド下での末梢神経ブロックなどが選択肢として挙げられます。これら3つの方法を比較した研究では，整復成功率や患者満足度に差はありませんでしたが，関節内局所麻酔注射は鎮静薬静注よりもER滞在時間が短かったと報告されています[2]。なお，鎮静薬静注は呼吸抑制のリスクがあるため，十分にモニタリングができる環境で実施しましょう。

▶筆者はどうしているかと言うと，整復前の神経評価を十分に行った後に，エコーガイド下に斜角筋ブロックを施行しています。経験上，神経ブロックを施行した後の整復操作で，患者が疼痛を訴えることはなく，鎮痛の方法として非常に強力であると考えるためです。

▶しかし，エコーガイド下の末梢神経ブロックは動脈損傷のリスクもあり，慣れていないと少しハードルが高いのも事実です。そのため私見ではありますが，末梢神経ブロックに不慣れで自信がなければ，<u>まずは簡便な関節内局所麻酔注射を試みるのが良い選択肢</u>と考えます。

（2）肩関節内局所麻酔注射[3]

▶肩の外側にある肩峰突起（図1の示指で指している場所）の側方1〜2cm下を穿刺点とし，ポビドンヨード（イソジン®）やクロルヘキシジンで皮膚を消毒した後，21G針を2〜3cmの深さまで進めます．1％リドカインを20mL注入し，15分程度待って効果を確認しましょう．

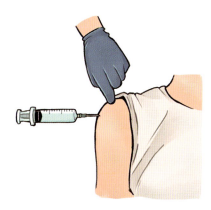

図1　肩関節内局所麻酔注射のイメージ

2. 手技のポイント

▶整復方法はなんと，26種類も存在すると言われています[4]．整復方法を比較したメタアナリシスでは，成功率に有意な差はありませんでした[5]．普段実施している整復方法についてのわが国のあるアンケートでは，図2のような内訳となりました[6]．どの手法でも慣れた方法があればそれで整復を試みるので構いませんが，ここではアンケートの中でも頻度の高い，3つの方法を紹介します．

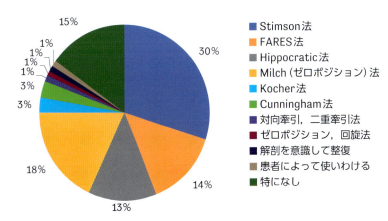

図2　肩関節脱臼に対して普段実施している整復方法　　（文献6より引用）

(1) Stimson 法

▶ 腹臥位で肩と上肢を台の縁から下に垂らして，5〜10kgの重りを吊り下げます（図3A）。上肢をときどき揺らして，リラックスさせて力が抜けるようにすると，10〜20分程度で整復されます。整復されない場合は，他動的に肩関節を内外旋させてみましょう。術者の手技を要しませんが，施術に時間がかかり，成功率も他と比較すると高くなく，また腹臥位にした場合バイタルサインのモニタリングが難しいのが欠点です。重りがない場合は，上肢を他動的にゆっくり下方に押し下げる方法もあります（図3B）。

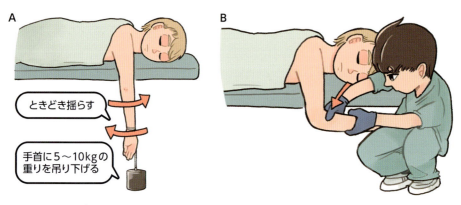

図3　Stimson 法

(2) FARES (fast, reliable, and safe) 法

▶ 仰臥位で肘を伸展し，前腕を中間位で上肢を2〜3回/秒で小刻みに±5cmほど上下に揺らしながら牽引も加えて外転していきます（図4）。腕が90°に達したところで外旋させ，その後も同様の手順で120°程度まで外転を続けると，整復されます。1人で施行可能で，痛みが少なく，鎮痛が不要と言われており，非専門医でも安全に実施できる方

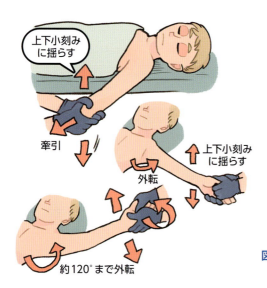

図4　FARES (fast, reliable, and safe) 法

法として報告されています。

(3) Milch（ゼロポジション）法

▶仰臥位に寝かせ，術者は片手を患肢の腋窩に差し込み，骨頭を触知します。もう片方の手で90°以上の外転・外旋をゆっくりと行い，仰臥位で上肢を牽引しながらゼロポジション（上腕骨と肩甲棘が一直線上になるポジション）まで外転させて整復します（図5）。骨頭を外側上方へ押し込む操作を併用することもあります。1人で施行可能で，鎮静が不要という報告が多いですが，受傷から時間が経過した場合や，筋肉質な患者では成功率が低下すると言われています。

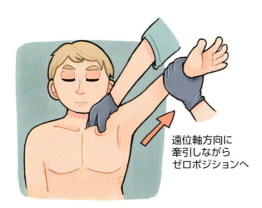

図5　Milch（ゼロポジション）法

3. 処置後のポイント

▶整復後はX線で必ず整復されているかを確認し，PMSの所見を再確認します。三角筋とバストバンドで肩関節を内旋位に固定して帰宅とし（図6），翌日必ず整形外科を受診するよう指導しましょう。

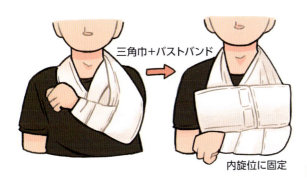

図6　脱臼整復後の外固定の一例

◀文献▶

1) Hayashi M, et al：Acute Med Surg. 2022；9(1)：e751.
2) Hayashi M, et al：Acad Emerg Med. 2022；29(10)：1160-71.
3) 小淵岳恒, 編：探求！ マイナーエマージェンシー. medicina. 2023；60(4)：10-313.
4) Gottlieb M：J Emerg Med. 2020；58(4)：647-66.
5) Dong H, et al：Eur J Trauma Emerg Surg. 2021；47(2)：407-21.
6) Emergency Medicine Alliance：EMA症例105：1月症例解説（設問2）.
 https：//www.emalliance.org/education/case/kaisetsu105

第4章

7 熱傷の処置

皮膚科

Learning Point

- 熱傷の処置は深達度によって対応が変わる！　迷ったらオーバートリアージで！
- 被覆はガーゼを使用し，癒着を防止するためにワセリンを塗布する！
- 必ず翌日に皮膚科で再度診察してもらう！　鎮痛薬を忘れずに！

1. 手技を実践する前に

▶ まずはprimary surveyや熱傷面積・重症度評価などで，緊急性の高い熱傷に該当しないかを十分に評価しましょう（2章18参照）。そして，熱傷の処置は，深達度によって内容が異なるため，皮膚所見をもとに熱傷の深達度を評価しましょう。深達度の評価は悩ましい場合もありますが，数日の経過で深達度が進行する場合もあるので，迷ったときはオーバートリアージで対応する方針としてよいと考えます[1]。

2. 手技のポイント

（1）冷却

▶ 冷却は組織障害の進行を防ぎ，疼痛の緩和に効果があります。組織損傷を助長しないように氷を直接使用せず，流水や濡れたガーゼで冷却しましょう。浸軟を避けるため，冷却時間は5分以内が望ましいとされています。早期からの冷却が重要なので，電話で受診の相談を受けた時点でまず冷却を指示するのもよいでしょう。また，広範囲の熱傷や小児の場合は低体温に注意が必要です。

（2）洗浄

▶ 水道水や生理食塩水，石鹸を用いて，優しく洗浄します。この際に剃毛を行う必要はありません[1]。

（3）デブリードマン

▶ 破れた水疱は，鑷子や鉗子を用いて除去しましょう（図1）[1]。壊死した表皮は感覚がないため，局所麻酔は不要です[2]。

▶ 未破裂の水疱を除去すべきかどうかは議論の余地があります。未破裂の水疱は細菌の侵入を防ぎ，温存することで組織の乾燥や疼痛を予防できると考えられます[2]。しかし，大きな水疱の内容物自体が細菌感染のリスクとなるという考えもあります[1]。これらをふまえて，私見ではありますが筆者は小さな水疱はそのままとし，内容物が混濁した大きな水疱は除去しています。

171

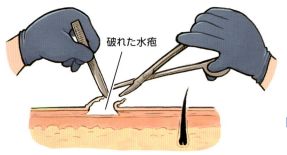

図1 破れた水疱のデブリードマン
(文献1より作成)

(4) 被覆

▶ Ⅰ度熱傷では，疼痛緩和のために軟膏を塗布しますが，皮膚の被覆は行わないことが多いです。Ⅱ度熱傷以上では，湿潤環境を維持しつつ癒着を防ぐため軟膏を塗布し，その上から浸出液を吸収するためのガーゼを重ね，包帯やネットで固定しましょう。

▶ 手指の熱傷など，解剖学的に複雑な部分は被覆に少しコツが必要で，それぞれの手指の癒着を防止するため指間や指を1枚ずつガーゼで覆って重ね，それをさらに包帯で巻いて固定するとうまく巻くことができます(図2)[1]。

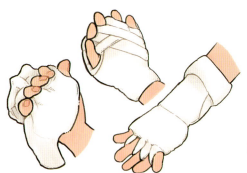

図2 手指のガーゼの被覆方法の例
(文献1より作成)

▶ Ⅱ度熱傷では創傷被覆材を使用することを推奨する書籍もありますが[3]，創部の形状や浸出液の量に合わせた選択の判断も難しいため，救急外来での初期診療としてはガーゼと軟膏による被覆のみで十分と個人的には考えます。

(5) 軟膏の選択

▶ 表1[4]のように熱傷深達度によって使いわけを考慮しますが，深達度の正確な評価は初診時には難しく，軟膏の使いわけも難しいでしょう。そのため，初期診療においては基本的にワセリンを使用するというスタンスでも問題ないと考えます。

表1　熱傷深達度ごとの外用薬の選択肢と注意点

熱傷深達度	外用薬の選択肢	目的・注意点
Ⅰ度	ステロイド外用薬を使用してもよい	炎症を抑え，早期治癒を促進。受傷初期のみ使用（長期使用は避ける）
浅達性Ⅱ度	ドレッシング材の使用を推奨 トラフェルミン，トレチノイン トコフェリル，ブクラデシンナトリウム，プロスタグランジンE1などが選択肢	創面の保護と治癒促進，感染の予防
深達性Ⅱ度	ブロメライン軟膏，カデキソマー・ヨウ素，デキストラノマー，スルファジアジン銀	壊死組織の除去と創面の保護
Ⅲ度	ブロメライン，カデキソマー・ヨウ素，デキストラノマー，スルファジアジン銀	デブリードマンが行われるまでの感染予防と壊死組織の軟化・融解

（文献4より作成）

3. 処置後のポイント

▶感染予防としての予防的抗菌薬は，ルーチンでの使用は推奨されませんが，以下の状況では全身投与を考慮してもよいとされています[5]。しかし，予防的抗菌薬は耐性菌のリスクを高めるため[6]，ウォークインで対応でき帰宅できる程度の熱傷であれば，個人的には内服抗菌薬の処方は不要と考えます。ちなみに，抗菌薬の種類選択については明確には規定されていませんが，創部の検体の培養結果を参考に検討すべきとされています[5]。また，創部に汚染がある場合は，破傷風予防を行うことが重要です（4章補足参照）。

> 【予防的抗菌薬の適応】
> ・toxic shock syndrome（TSS）・toxic shock like syndrome（TSLS）が頻発している地域
> ・免疫不全状態や感染部位が存在する場合
> ・広範囲の熱傷を伴う熱傷
> ・気道損傷の合併がある場合

▶また，疼痛管理としてはアセトアミノフェンやNSAIDsを処方します。受傷早期は創部の洗浄やガーゼ交換を毎日行う必要があるため，翌日には必ず皮膚科を受診するよう指導しましょう。

◀文献▶
1) 志賀 隆，編：レジデントのための超基本手技．金芳堂，2023．
2) Trott AT：ERでの創処置：縫合・治療のスタンダード 原著第4版．岡 正二郎，監訳，羊土社，2019，p254-65．
3) 北原 浩，編：ERの創傷：エビデンスと経験に基づくプラクティス．シービーアール，2012，p102-7．
4) 古野雄一郎，他：日皮会誌．2024；134(3)．509-57．
5) 佐々木淳一，他：熱傷．2021；47(Suppl)：S1-108．
6) Avni T, et al：BMJ．2010；340：c241．

第4章

8 間欠的導尿・尿道カテーテル留置　泌尿器科

Learning Point

- チーマンカテーテルという選択肢や，尿道内にゼリーを注入するなどのコツを理解する！
- 尿道の解剖学的なイメージを理解する！　男性は尿道口を直線化すること，女性は外尿道口の位置の同定がポイント！
- 尿閉解除後も，血尿の増悪や血圧低下がないかを仰臥位でモニタリングする！

1. 手技を実践する前に

▶ 救急外来で間欠的導尿もしくは尿道カテーテル留置の適応となるのは，主に急性尿閉です．まずは急性尿閉をきたしうる原因検索と，その原疾患について緊急で対応が必要かどうかを確認しましょう（2章20参照）．中でも，膀胱内に大量の血液が蓄積し，尿の排出が妨げられる状態である膀胱タンポナーデの可能性がある場合は，止血を要するため急いで泌尿器科へのコンサルトが必要です[1]．

▶ 救急外来で急性尿閉を解除する処置としては，間欠的導尿と尿道カテーテル留置があります．一時的に尿閉を解除する場合には間欠的導尿が有用ですが，数時間後に再び尿閉が生じた場合には再処置が必要です．泌尿器科手術後の尿閉や，血尿に伴う凝血塊による尿閉など，繰り返す可能性の高い尿閉の場合は尿道カテーテルを留置しましょう．

2. 手技のポイント

（1）カテーテル選択（図1）

▶ 留置機構のないカテーテルには，ネラトンカテーテルがあり，主に単回の間欠的導尿に

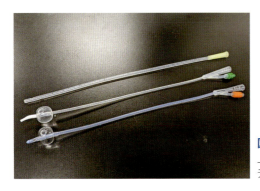

図1　様々な尿道カテーテル
上から3孔先穴カテーテル，チーマンカテーテル，フォーリーカテーテル

使用されます．留置機構のあるカテーテルとしては，バルーン付きのフォーリーカテーテル（2way）が一般的に使用されており，最もよく使われます[2]．泌尿器科の手術後や肉眼的血尿が持続している場合などの膀胱内の持続灌流が必要な場合には，ヘマチュリアカテーテル（3wayカテーテル）と呼ばれるカテーテルが用いられます．また，前立腺肥大症の症例では，前立腺の形状に合わせて先端が弯曲している**チーマンカテーテル**を用いるとスムーズに留置することができます．

（2）サイズ選択

▶一般的には外径14〜16Frのカテーテルが第一選択として使用されます．それでも挿入できない場合は，外径12Frや10Frなどの細径カテーテルを試します．前立腺肥大症が高度な場合，細径カテーテルでは屈曲しやすいため，18〜22Frの太いカテーテルの使用を試みますが，無理に挿入しようとすると尿道損傷のリスクが高まります．抵抗を感じたら無理をせず，尿道の形状に適したチーマンカテーテルを試しましょう．

【カテーテル選択のまとめ】[2, 3]

①外径14〜16Frのフォーリーカテーテル（2way）を使用

②挿入できない場合，サイズを変更（外径12，10Frの細いもの or 前立腺肥大症があれば18〜22Frの太いもの）

③前立腺肥大症の既往があり，抵抗を感じたらチーマンカテーテルに変更

④それでもカテーテル挿入困難なら泌尿器科にコンサルト

（3）解剖を意識

▶男性と女性のそれぞれの尿道の解剖学的特徴を理解しましょう[3]（図2）．導尿の際のポイントは，男性の場合は屈曲部の存在，女性の場合は外尿道口の同定です．

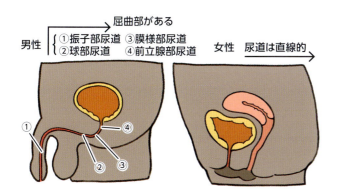

図2　男女それぞれの尿道の解剖学的特徴

①男性の場合

▶男性の尿道は約18〜20cmであり，横になった状態では，陰茎が球部尿道と振子部尿道

の2箇所で屈曲しています。挿入を行う際は，なるべく屈曲を少なくするため，陰茎を体幹に対して直角に牽引し，振子部尿道を直線化しましょう（図3）。

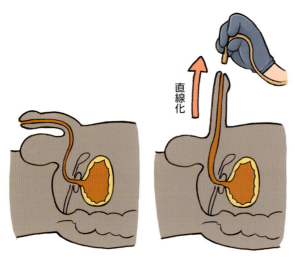

図3　男性の尿道カテーテル挿入時のイメージ

②女性の場合

▶外尿道口の位置は，陰核から背側に1～2cm程度が目安ですが，見えにくい場合は膝を立てて十分な開脚位とすると観察しやすくなります。また，陰唇癒着がある場合には，陰唇を用手的に開き，牽引する方向を意識しながら工夫しましょう。女性の尿道長は約4～5cmで直線的なので，外尿道口に入ればその後の留置は容易です。

(4) その他のポイントやコツ

・清潔手袋とゼリーの使用

▶感染予防目的に，導尿は清潔操作でゼリーを用いて施行しましょう[4]。日本医療機器テクノロジー協会（MTJAPAN）安全性情報委員会は，滅菌手袋を装着し，鑷子ではなく用手的にカテーテルを挿入するよう推奨しています[5]。これは，鑷子でカテーテルを把持して挿入すると，バルーン部分が破損し，固定水が漏れる原因となるためです。また，鑷子を使用するよりも，手袋を使ったほうが感覚がつかみやすい印象があります。

・尿道にゼリーを注入する

▶挿入時に患者が力んでしまうと，膜様部尿道にある尿道括約筋が収縮し挿入が困難になるため，リラックスしてもらうよう声かけを行います。もしも括約筋が収縮して挿入が困難な場合には，尿道内にキシロカイン®ゼリー2%を10mLのシリンジに充填し，尿道口からゆっくりと注入してから再度施行しましょう[6]。

・カテーテルはゆっくりと挿入

▶一気に挿入しようとすると，尿道を損傷するリスクが高まります。特に男性の場合，球部から前立腺部の尿道を通過する際には，痛みを訴えることがあるため，焦らず慎重に

行います．目安となる速度の決まりはありませんが，1秒あたり2〜3cm程度で入れるとスムーズに留置できる印象があります．

・**注入水は尿の流出を確認してから**

▶カフを尿道で膨らましてしまうと，尿道を損傷する恐れがあります．カテーテルは分岐部まで挿入し，カテーテル内に尿の逆流を確認してから注入水をカフに注入しましょう．奥まで入らない場合は，膀胱までカフが達していない可能性がきわめて高いです．また，逆流がない場合は下腹部を軽く押して逆流を確認したり，エコーで膀胱内にカテーテルが到達しているか確認したりしましょう．尿閉の診察時についても同様ですが，下腹部を強く押すと膀胱破裂の可能性もあるので，愛護的に触りましょう．

3. 処置後のポイント

(1) 血尿

▶尿閉により膀胱壁が過伸展し，粘膜が障害されることで血尿を生じることがあります．明確な基準はありませんが，血尿が濃く持続するようであれば，膀胱内に凝血塊が生じていないかをモニタリングしつつ，持続洗浄も可能な3wayカテーテルに入れ替えることも検討されるため[1]，泌尿器科へ相談しましょう．

(2) 尿閉解除後の血圧低下

▶尿閉を解除した際には，多くのケースで尿排出量が1000mLを超えることが一般的です．このような大量の尿が急速に排出されると，低血圧となる場合があります[7]．しばらく仰臥位で安静にしてもらい，バイタルサインを確認して問題がないことを確認してから，慎重に起き上がってもらうようにしましょう．

◀文献▶

1) Yeung LL, et al：J Trauma Acute Care Surg. 2019；86(2)：326-36. Erratum in：J Trauma Acute Care Surg. 2019；87(2)：511.
2) Selius BA, et al：Am Fam Physician. 2008；77(5)：643-50.
3) Serlin DC, et al：Am Fam Physician. 2018；98(8)：496-503.
4) Ehrenkranz NJ, et al：Infect Control Hosp Epidemiol. 1991；12(11)：654-62.
5) 日本医療機器テクノロジー協会（MTJAPAN）安全性情報委員会：膀胱留置用ディスポーザブルカテーテルに関する安全性情報の提供について．
   https://www.mtjapan.or.jp/jp/mtj/safety-use/pdf140213/140110.pdf
6) Siderias J, et al：Acad Emerg Med. 2004；11(6)：703-6.
   Erratum in： Acad Emerg Med. 2014；21(2)：225. Guadio, Flavio [corrected to Gaudio, Flavio]
7) Nyman MA, et al：Mayo Clin Proc. 1997；72(10)：951-6.

第4章

補足：破傷風の予防

> **Learning Point**
> - 破傷風は，死亡率は高いが予防接種が有効な感染症！
> - 創部の性状とワクチン接種歴を確認し予防法を決定する！
> - 定期予防接種をされていない1968年以前生まれは未接種の人が多いので注意！

1. 予防しなければならない，破傷風とは

▶ 破傷風は，土壌中に存在する*Clostridium tetani*が創部から侵入し，神経毒素テタノスパスミンによって全身の筋痙攣や筋強直を引き起こす致命的な神経疾患です。ワクチンで予防できる感染症であり，予防は受傷後できるだけ早く行う必要があります。

▶ 破傷風の潜伏期間は3～21日であり，平均すると8日程度です。受傷後時間が経ってから来院した患者にも予防効果はあるため，必ず投与しましょう。外科系当直では創傷をみる機会は多く，破傷風予防については理解しておかなければなりません。

2. 予防の必要性を評価するポイント

▶ 予防の必要性と予防方法の判断は，破傷風ワクチン（トキソイド）の接種歴と創の性状により決定します（表1）[1,2]。破傷風の免疫を獲得するためには，破傷風トキソイドを3回接種することが必要です。3回接種していない患者に，破傷風トキソイドを1回接種しても現在の創傷に対する予防効果はありません。そのため，ワクチン接種歴3回未満／不明の患者が，破傷風感染リスクのある創傷を受傷した場合は，破傷風ヒト免疫グロブリンの接種が必要です。加えて，今後の予防のために，破傷風トキソイドの1回目の接種を行います。免疫獲得のためには，受傷日から1カ月後・約6～12カ月後にも，合計3回接種が必要なので，忘れずに説明しておきましょう。

表1　破傷風の予防方法

破傷風ワクチン接種歴	清潔な創	汚染創
3回接種済み	前回の接種から10年以上経過していれば破傷風トキソイド1回接種	前回の接種から5年以上経過していれば破傷風トキソイド1回接種
3回未満，不明	破傷風トキソイド3回接種	破傷風トキソイド3回＋破傷風ヒト免疫グロブリン接種

（文献1，2より作成）

- 破傷風トキソイド：沈降破傷風トキソイド 0.5mL 筋注
- 破傷風ヒト免疫グロブリン：テタガム®P 250IU 筋注
- テタノブリン®IH 250IU 静注

▶ ちなみに，わが国では1968年から3種混合ワクチンの定期接種が開始されたため，1968年以前に生まれた人は3回接種している可能性が低いということは覚えておきましょう。また，逆に定期接種を受けている場合は，20〜23歳であれば基本的にワクチンによる初期免疫が維持されているため，接種は不要です。

▶ また，清潔な創と汚染創の違いについては，表2を参考に判断しましょう[3]。

表2 清潔な創と汚染創の違い

	清潔な創	汚染創
発症時間	6時間以内	6時間以上
形態	切創・擦過傷	裂創・挫創・剥離創
深さ	≦1cm	>1cm
発生機序	ナイフやガラスなど	銃創・圧挫創・熱傷・凍傷
感染徴候	なし	あり
組織の壊死徴候	なし	あり
異物の混入	なし	あり
血管・神経障害	なし	あり

(文献3より作成)

- 清潔な創＝包丁などでスパッと切られた切創
- 汚染創＝それ以外

◀ 文献 ▶
1) Liang JL, et al：MMWR Recomm Rep. 2018；67(2)：1-44.
2) Havers FP, et al：MMWR Morb Mortal Wkly Rep. 2020；69(3)：77-83.
3) Prevaldi C, et al：World J Emerg Surg. 2016；11：30.

索引

数字
5P *77, 79, 134*

欧文

A
ABI（ankle brachial index）*132*

B
Bankart lesion *73*
Baxter法 *103*
BI（burn index）*102*

C
cherry red spot *41*
CRT（capillary refill time）*62, 85*

D
disposition *8, 17*
DRUJ（distal radioulnar joint）*67*

F
FARES（fast, reliable, and safe）法 *168*
finger test *98*
FOOSH（fall on an outstretched hand）*61, 67*

G
Galeazzi骨折 *66*
Gustilo分類 *82*

H
Hill-Sachs lesion *73*
historical criteria *143*
Howship-Romberg徴候 *137*

K
Kanavel徴候 *90*
Kiesselbach部位 *20, 151*
killer sore throat *27*

L
LR（likelihood ratio）*96*
LRINECスコア *96*
Ludwig's angina *28*

M
Maisonneuve骨折 *68*
Milch法 *168*
Monteggia骨折 *61, 68*
motor *62, 72, 161, 166*
MP関節 *163*

P
pain *77, 134*
pallor *77, 134*
paralysis *77, 134*
parent's kiss法 *155*
paresthesia *77, 134*
PBI（prognostic burn index）*102*
PMS *62, 72, 161, 166, 169*
PRICE *165*
primary survey *7, 99, 100, 142*
pucker sign *64*
pulse *62, 72, 161, 166*
pulselessness *77, 134*

R
RAPD（relative afferent pupillary defect）*41, 42, 48*

S
sensory *63, 72, 161, 166*
sniffing position *32*
spotted lipid sign *82*
Stimson法 *167*
swinging flashlight test *41, 42*

T
Trendelenburg体位 *155*
tripod position *32*
TSS（toxic shock syndrome）*173*
TWISTスコア *107*

W
whirlpool sign *109*

和文

あ
アセタゾラミド 39, 43
アドレナリン 152
アモキシシリン 93
アルカリ眼症 54
アルテプラーゼ 43
アンピシリン／スルバクタム 93

い
意識障害 140
一次閉鎖 92
一過性意識消失 139
陰茎折症 121, 122
陰茎背神経ブロック 116
咽後膿瘍 28

う
運動障害 62, 72, 161, 166
運動麻痺 77, 134

え
壊死性筋膜炎 95
壊死性軟部組織感染症 94
鋭利な異物 23
遠位橈尺関節 67

お
オキシブプロカイン 148, 150

か
カテーテル 174, 176, 177
ガーゼパッキング 152
化膿性腱鞘炎 88
回外法 159
回内法 159
開瞼器 57, 148, 149
開放骨折 81, 85, 89
開放性眼外傷 45
外眼筋の絞扼 50
角膜異物 58

肩関節脱臼 71, 166
肩関節内局所麻酔注射 167
感覚障害 63, 72, 161, 166
間欠的導尿 174
完全脱臼 123
眼化学外傷 55, 56
眼窩底骨折 50
眼窩吹き抜け骨折 51
眼球運動障害 52
眼球穿孔 46
眼球突出 48
眼球破裂 45, 46
眼球マッサージ 43
眼瞼の反転 148
眼表面麻酔 148

き
気道の評価 31
気道閉塞 25, 31
起立性低血圧 139, 141
吸引法 156
吸気時喘鳴 32
球後出血 48
急性喉頭蓋炎 27, 28, 31
急性硬膜外血腫 14
急性動脈閉塞症 132
急性尿閉 110, 174
急性閉塞隅角緑内障 36
急性緑内障発作 35
虚脱 120
凝固能 22
筋区画 76
　　──内圧 78

く
クラブラン酸 93
クリンダマイシン 93
グリセオール® 39

け

脛骨遠位骨折 *68*
血圧低下 *177*
血清プロカルシトニン *97*
血尿 *177*
結膜異物 *58*
肩章サイン *72*
腱損傷 *89, 90*
減張切開 *79*

こ

コンパートメント *76*
　──症候群 *75, 135*
ゴールデンタイム *4, 41, 106, 116, 124*
光覚弁 *41*
口腔底蜂窩織炎 *28*
喉頭ファイバー *27*
後方出血 *20*

し

シーネ固定 *161*
歯冠破折 *126*
止血 *151*
指数弁 *41*
視力低下 *41, 48*
持続勃起症 *114*
失神 *139, 141*
尺骨近位部骨折 *68*
手関節固定 *163*
手動弁 *41*
重症熱傷 *99*
初期輸液 *103*
上方注視障害 *52*
上腕骨顆上骨折 *60*
心原性（心血管性）失神 *141*
腎盂拡張 *112*

す

ストライダー *32*

せ

ゼロポジション法 *168*
精巣外傷 *119, 120, 122*
精巣カラードプラ超音波検査 *108*
精巣脱出 *120*
精巣捻転 *105*
鑷子 *155*
切断指 *84*
洗浄 *171*
前傾姿勢 *32*

そ

鼠径ヘルニア *137*
相対性求心性瞳孔反応欠損 *41*
蒼白 *77, 134*
足関節固定 *164*
足関節上腕血圧比 *132*
塞栓症 *133*

た

大腿ヘルニア *137*
脱臼 *127*
　──骨折 *66, 71*
　──歯 *128*
弾性包帯 *162*

ち

知覚異常 *77, 134*
肘内障 *158*
鎮静 *166*
鎮痛 *166*

て

デブリードマン *82, 171*

と

トラゾドン *114, 116*
トラネキサム酸 *152*
ドキシサイクリン *93*
橈骨骨幹部骨折 *67*
橈骨頭脱臼 *68*

疼痛 77, 134
頭部外傷 14
頭部CT 16
動物咬傷 88
鈍的眼外傷 46, 48, 50

に
尿道カテーテル留置 174

ね
熱傷 171
　──指数 102
　──深達度 101, 172
　──面積 101
　──予後指数 102

は
バイタルサイン 7
バルーンカテーテル 156
破折 126
歯の外傷 123
拍動消失 77, 134
白内障手術 37
白膜断裂 121, 122
反射性失神 141

ひ
ヒト咬傷 89
ピットフォール 17, 37, 69, 77, 91, 100, 107, 112, 121, 125
ピロカルピン 39
非虚血性持続勃起症 117
腓骨近位骨折 68
泌尿器外傷 119
被覆 172
鼻鏡 154
鼻腔異物 23, 154
鼻腔内損傷 23
鼻出血 20, 151

ふ
フェニレフリン 117

フルオレセイン染色 55
複視 52

へ
ペンライト 38
閉鎖孔ヘルニア 136
扁桃周囲膿瘍 28

ほ
ボスキシガーゼ 152
ボタン電池 23
蜂窩織炎 95, 96
膀胱タンポナーデ 110, 111, 174
乏尿 112

ま
マンニトール 39, 43

み
脈 62, 72, 161, 166

む
無尿 112

め
迷走神経反射 52

も
モキシフロキサシン 93
毛細血管再充満時間 62, 85
網膜中心動脈閉塞症 40

よ
予防的抗菌薬 83, 86, 173
用手圧迫 151

り
リドカイン 152

れ
レッドフラッグ 3, 4, 6, 7, 33, 37, 38, 51, 89
レボフロキサシン 93
レミエール症候群 28
冷却 171

次号予告

jmedmook 97
2025年4月25日発行！

プライマリ・ケア医のための腰痛診療
著者 井尻慎一郎（井尻整形外科院長）

CONTENTS

第1章　腰痛の考え方のパラダイムシフト集

第2章　腰痛や痛みに関するtips集
　　　（患者に聞かれたときに説明しやすいように）

第3章　腰痛の基礎知識

第4章　見逃してはならない危険な腰痛：red flagに注意

第5章　筆者の腰痛の考え方と治療法

第6章　診察法

第7章　下肢末梢神経障害の鑑別診断とそのコツ

第8章　画像診断

第9章　整形外科的鎮痛薬の考え方・使い方

第10章　代表的な腰痛疾患・たまにしかないが知っておくべき疾患

第11章　腰痛と労災

第12章　産業医のための腰痛教室

付録　私の腰痛35年史
　　　整形外科医が腰の手術を受けたら〜2回の手術の体験談

---

jmedmook
偶数月25日発行 B5判／約170頁

定価（本体**3,800**円＋税）　送料実費
※92号より価格改定
〔前金制年間（6冊）直送購読も承ります〕

著者 　**三谷雄己**（みたに・ゆうき）
広島大学救急集中治療医学所属 県立広島病院 整形外科

2018年広島大学医学部卒業。信念である「知行合一」を実践すべく，臨床で学んだ内容をアウトプットすることを心がけている。
救急科専門医
ICLSインストラクター
JATECインストラクター
代表的な著書『みんなの救命救急科』（中外医学社）。
【医学書ドリル（本書籍の内容を問題形式で学べるサービスを開発しました）】
https://medi-book-quiz.flutterflow.app/

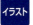**監修者** 　**髙場章宏**（たかば・あきひろ）
JA広島総合病院 救急・集中治療科部長

2011年広島大学医学部医学科卒業。
救急科専門医
集中治療専門医
FCCSインストラクター

イラスト 　**角野ふち**（かどの・ふち）
看護師・保健師・イラストレーター

人のからだをポップなイラストで解説するコンテンツ『からだずかん』をSNSやWebサイトを中心に発信。
著書『ゆるっとポップな解剖生理学 からだずかん』（KADOKAWA）。

---

jmed mook 96
あなたも名医！
もう困らない外科系当直
歩いてくるレッドフラッグ

ISBN978-4-7849-6696-7　C3047　¥3800E
本体3,800円+税

2025年2月25日発行　通巻第96号

編集発行人　梅澤俊彦
発行所　日本医事新報社　www.jmedj.co.jp
　　　〒101-8718　東京都千代田区神田駿河台2-9
　　　電話（販売）03-3292-1555　（編集）03-3292-1553
　　　振替口座　00100-3-25171
印　刷　ラン印刷社

© Yuki Mitani 2025 Printed in Japan

- 本書の複製権・翻訳権・上映権・譲渡権・公衆送信権（送信可能化権を含む）は
（株）日本医事新報社が保有します。

　＜（社）出版者著作権管理機構　委託出版物＞
本書の無断複写は著作権法上での例外を除き禁じられています。複写される場合は，そのつど事前に，（社）出版者著作権管理機構（電話 03-5244-5088，FAX 03-5244-5089，e-mail:info@jcopy.or.jp）の許諾を得てください。

謹告
本書に記載されている事項に関しては，発行時点における最新の情報に基づき，正確を期するよう，著者・出版社は最善の努力を払っております。しかし，医学・医療は日進月歩であり，記載された内容が正確かつ完全であると保証するものではありません。したがって，実際の，診断・治療等を行うにあたっては，読者ご自身で細心の注意を払われるようお願いいたします。
本書に記載されている事項が，その後の医学・医療の進歩により本書発行後に変更された場合，その診断法・治療法・医薬品・検査法・疾患への適応等による不測の事故に対して，著者ならびに出版社は，その責を負いかねますのでご了承下さい。

電子版のご利用方法

巻末袋とじに記載された**シリアルナンバー**を下記手順にしたがい登録することで，本書の電子版を利用することができます。

1 日本医事新報社 Web サイトより会員登録（無料）をお願いいたします。

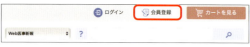

会員登録の手順は弊社 Web サイトの
Web 医事新報かんたん登録ガイド をご覧ください

https://www.jmedj.co.jp/files/news/20191001_guide.pdf

（既に会員登録をしている方は **2** にお進みください）

2 ログインして「マイページ」に移動してください。

https://www.jmedj.co.jp/files/news/20191001_guide.pdf

3 「未読タイトル（SN 登録）」をクリック。

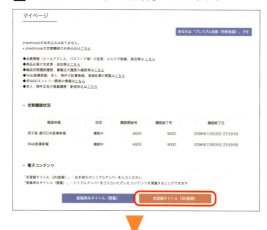

4 該当する書籍名を検索窓に入力し検索。

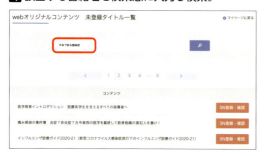

5 該当書籍名の右横にある「SN 登録・確認」ボタンをクリック。

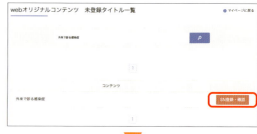

6 袋とじに記載されたシリアルナンバーを入力の上，送信。

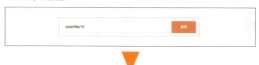

7 「閉じる」ボタンをクリック。

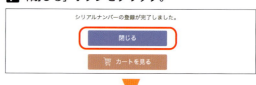

8 登録作業が完了し，**4** の検索画面に戻ります。

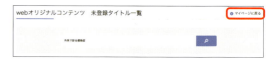

【該当書籍の閲覧画面への遷移方法】
① 上記画面右上の「マイページに戻る」をクリック
　➡ **3** の画面で「登録済みタイトル（閲覧）」を選択
　➡ 検索画面で書名検索➡該当書籍右横「閲覧する」
　　ボタンをクリック
　　または
② 「**書籍連動電子版一覧・検索**」*ページに移動して，
　書名検索で該当書籍を検索➡書影下の
　「電子版を読む」ボタンをクリック
　https://www.jmedj.co.jp/premium/page6606/

＊「電子コンテンツ」Top ページの「電子版付きの書籍を購入・利用される方はコチラ」からも遷移できます。

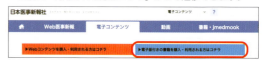